全国高等医学院校教材配套用书
速记助考系列丛书

病理学要点速记

主　编　贾丛伟（北京协和医院）
　　　　张婷婷（北京积水潭医院）
主　审　陈　杰（北京协和医院）

北京大学医学出版社

BINGLIXUE YAODIAN SUJI
图书在版编目(CIP)数据

病理学要点速记/贾丛伟,张婷婷主编. —北京:北京大学医学出版社,2015.10
(速记助考系列丛书)
ISBN 978-7-5659-1206-1

Ⅰ.①病… Ⅱ.①贾…②张… Ⅲ.①病理学—高等学校—教学参考资料 Ⅳ.①R36

中国版本图书馆 CIP 数据核字(2015)第 193252 号

病理学要点速记

主　　编:	贾丛伟　张婷婷
出版发行:	北京大学医学出版社
地　　址:	(100191)北京市海淀区学院路 38 号 北京大学医学部院内
电　　话:	发行部 010-82802230;图书邮购 010-82802495
网　　址:	http://www.pumpress.com.cn
E - mail:	booksale@bjmu.edu.cn
印　　刷:	北京画中画印刷有限公司
经　　销:	新华书店
责任编辑:	李　娜　**责任校对**:金彤文　**责任印制**:李　啸
开　　本:	787mm×1092mm　1/32　**印　张**:6
字　　数:	156 千字
版　　次:	2015 年 10 月第 1 版　2015 年 10 月第 1 次印刷
书　　号:	ISBN 978-7-5659-1206-1
定　　价:	14.00 元

版权所有,违者必究

(凡属质量问题请与本社发行部联系退换)

出版说明

"速记助考系列丛书"与卫生部第 8 版教材和教育部"十二五"规划教材配套,将教材中的学习难点、考试重点、复习要点以简洁精要的形式提炼出来。部分内容以表格的形式进行总结归纳,帮助复习记忆。对于最重点的内容,以下划线的形式标记。

- 丛书由北京大学医学部、中国协和医科大学和首都医科大学等知名院校的资深教师,优秀硕士、博士编写,汇集了这些院校多年的教学经验和经典的学习笔记。
- 内容简明扼要,帮助医学生快速掌握教材要点和学科重点,轻松应试。
- 便携式的口袋书,方便随身携带,随时复习。

目 录

- 第一章 细胞与组织的适应与损伤 ············ 1
  - 第一节 适应 ································ 1
  - 第二节 细胞和组织损伤的原因及机制 ······ 3
  - 第三节 细胞可逆性损伤 ···················· 3
  - 第四节 细胞死亡 ···························· 4
- 第二章 损伤的修复 ································ 6
  - 第一节 再生 ································ 6
  - 第二节 纤维性修复 ························ 6
  - 第三节 创伤愈合 ···························· 7
- 第三章 局部血液循环障碍 ······················ 8
  - 第一节 充血和淤血 ························ 8
  - 第二节 出血 ································ 9
  - 第三节 血栓形成 ···························· 9
  - 第四节 栓塞 ································ 12
  - 第五节 梗死 ································ 13
  - 第六节 水肿 ································ 15
- 第四章 炎症 ···································· 16
  - 第一节 炎症的概述 ························ 16
  - 第二节 急性炎症 ···························· 17
  - 第三节 慢性炎症 ···························· 20
- 第五章 肿瘤 ···································· 21
  - 第一节 肿瘤的概念 ························ 21
  - 第二节 肿瘤的形态 ························ 21
  - 第三节 肿瘤的分化与异型性 ··············· 22

  第四节 肿瘤的命名与分类 ·················· 23
  第五节 肿瘤的生长和扩散 ·················· 24
  第六节 肿瘤的分级和分期 ·················· 25
  第七节 肿瘤对机体的影响 ·················· 25
  第八节 良性肿瘤与恶性肿瘤的区别 ············ 26
  第九节 常见肿瘤举例 ······················ 27
第六章 环境和营养病理学 ························ 28
  第一节 环境污染和职业暴露 ················ 28
  第二节 个人暴露——成瘾及其相关疾病 ········ 29
  第三节 营养性疾病 ························ 31
第七章 心血管系统疾病 ·························· 33
  第一节 动脉粥样硬化 ······················ 33
  第二节 高血压病 ·························· 35
  第三节 风湿病 ···························· 37
  第四节 感染性心内膜炎 ···················· 39
  第五节 心瓣膜病 ·························· 40
  第六节 心肌疾病 ·························· 41
  第七节 心肌炎 ···························· 41
第八章 呼吸系统疾病 ······························ 42
  第一节 上呼吸道及肺部炎症性疾病 ············ 42
  第二节 慢性阻塞性肺疾病 ·················· 49
  第三节 肺尘埃沉着病 ······················ 52
  第四节 慢性肺源性心脏病 ·················· 55
  第五节 呼吸窘迫综合征 ···················· 56
  第六节 呼吸系统常见肿瘤 ·················· 57
  第七节 胸膜疾病 ·························· 62
第九章 消化系统疾病 ······························ 64
  第一节 食管的炎症、狭窄与扩张 ············· 64
  第二节 胃炎 ······························ 66

第三节　消化性溃疡 ·················· 68
第四节　阑尾炎 ······················ 69
第五节　炎症性肠病 ·················· 70
第六节　病毒性肝炎 ·················· 72
第七节　酒精性肝病 ·················· 75
第八节　肝硬化 ······················ 76
第九节　肝代谢性疾病与循环障碍 ········ 78
第十节　胆囊炎与胆石症 ·············· 80
第十一节　胰腺炎 ···················· 81
第十二节　消化系统常见肿瘤 ·········· 82

第十章　淋巴造血系统疾病 ············ 90
第一节　淋巴结的良性病变 ············ 90
第二节　淋巴组织肿瘤 ················ 93
第三节　髓系肿瘤 ··················· 102
第四节　组织细胞与树突状细胞肿瘤 ···· 103

第十一章　免疫性疾病 ··············· 105
第一节　自身免疫病 ················· 105
第二节　免疫缺陷病 ················· 109
第三节　器官和骨髓移植 ············· 112

第十二章　泌尿系统疾病 ············· 115
第一节　肾小球肾炎 ················· 115
第二节　肾小管-间质性肾炎 ··········· 120
第三节　肾和膀胱常见肿瘤 ··········· 121

第十三章　生殖系统和乳腺疾病 ······· 123
第一节　子宫颈疾病 ················· 123
第二节　子宫体疾病 ················· 125
第三节　滋养层细胞疾病（滋养层异常） ··· 127
第四节　卵巢肿瘤 ··················· 129
第五节　前列腺疾病 ················· 131

第六节　睾丸和阴茎肿瘤 …………………… 132
第七节　乳腺疾病 …………………………… 133

第十四章　内分泌系统疾病 …………………… 135
第一节　垂体疾病 …………………………… 135
第二节　甲状腺疾病 ………………………… 136
第三节　肾上腺疾病 ………………………… 139
第四节　胰岛疾病 …………………………… 140

第十五章　神经系统疾病 ………………………… 142
第一节　神经系统的细胞及其基本病变 …… 142
第二节　中枢神经系统感染性疾病 ………… 143
第三节　缺氧与脑血管病 …………………… 146
第四节　神经系统肿瘤 ……………………… 147
第五节　神经系统变性疾病 ………………… 150
第六节　脱髓鞘疾病 ………………………… 151
第七节　中枢神经系统疾病的常见并发症 … 152

第十六章　传染病及真菌病 ……………………… 154
第一节　传染病概论 ………………………… 154
第二节　结核病 ……………………………… 155
第三节　伤寒 ………………………………… 160
第四节　细菌性痢疾 ………………………… 160
第五节　麻风 ………………………………… 161
第六节　钩端螺旋体病 ……………………… 161
第七节　肾综合征出血热 …………………… 162
第八节　狂犬病 ……………………………… 162
第九节　性传播性疾病 ……………………… 163
第十节　深部真菌病 ………………………… 164

第十七章　寄生虫病 ……………………………… 165
第一节　阿米巴病 …………………………… 165
第二节　血吸虫病 …………………………… 168

第三节　华支睾吸虫病 …………………………… 170
第四节　肺型并殖吸虫病 …………………………… 171
第五节　丝虫病 …………………………… 172
第六节　棘球蚴病 …………………………… 173
第十八章　病理学常用技术的原理及应用 …………… 175
第一节　大体与组织和细胞病理学技术 …………… 175
第二节　组织化学与免疫组织化学技术 …………… 175
第三节　电子显微镜技术 …………………………… 176
第四节　显微切割技术 ……………………………… 176
第五节　激光扫描共聚焦显微技术 ………………… 177
第六节　核酸原位杂交技术 ………………………… 177
第七节　原位多聚酶链式反应技术 ………………… 178
第八节　流式细胞技术 ……………………………… 179
第九节　图像分析技术 ……………………………… 179
第十节　比较基因组杂交技术 ……………………… 179
第十一节　生物芯片技术 …………………………… 179
第十二节　生物信息学技术 ………………………… 180

第一章

细胞与组织的适应与损伤

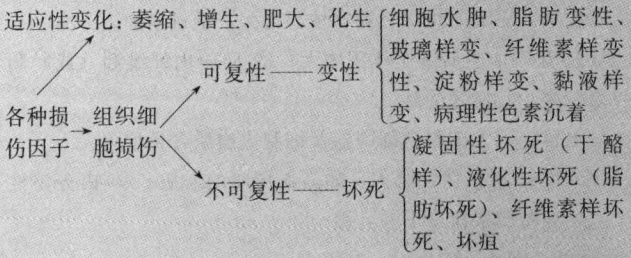

第一节 适应

细胞和由其构成的组织、器官,对于内、外环境中各种有害因子和刺激作用而产生的非损伤性应答反应,称为适应。形态学表现为萎缩、肥大、增生和化生。

一、萎缩

定义:萎缩(atrophy)指发育正常的细胞、组织和器官体积缩小。其本质是该组织、器官的实质细胞体积缩小和(或)数量减少。

大体:萎缩的组织、器官体积常均匀性缩小,重量减轻,质地硬韧,色泽加深。

光镜:① 实质细胞体积缩小和(或)数量减少;② 萎缩细胞胞质内常有脂褐素增多;③ 间质内纤维和(或)脂肪组

织增生。

电镜：萎缩细胞的细胞器减少，自噬泡增多。

分类：生理性萎缩、病理性萎缩、营养不良性萎缩、压迫性萎缩、失用性萎缩、去神经性萎缩、内分泌性萎缩和炎症性萎缩。

二、肥大

定义：肥大（hypertrophy）指细胞、组织和器官的体积增大。

大体：肥大的组织、器官体积增大，重量增加。

光镜：① 实质细胞体积增大；② 间质内纤维和（或）脂肪组织减少，血管受压。

电镜：肥大细胞内细胞器及细胞内物质含量增多。

分类：① 代偿性肥大，如高血压时的心脏；② 内分泌性肥大，如雌激素作用下的乳腺。

三、增生

定义：增生（hyperplasia）是指实质细胞的数量增多。

分类：弥漫性、局灶性。

增生的原因：① 激素，如前列腺增生；② 生长因子，如再生性增生；③ 代偿，如缺碘所致的甲状腺增生。

四、化生

定义：化生（metaplasia）是一种分化成熟的细胞因受刺激作用而转化为另一种分化成熟细胞的过程（只发生于同源性细胞之间）。

常见类型：① 鳞状上皮化生，常见于气管、支气管、子宫颈；② 肠上皮化生，发生于胃黏膜。

骨组织化生：多见于间叶组织、纤维组织。

意义：① 有利于强化局部抵御环境因子刺激的能力；② 常削弱原组织本身功能；③ 上皮化生可癌变。

> ☆ 化生是一种对机体不利的适应性反应,应尽量消除引起化生的原因。

第二节 细胞和组织损伤的原因及机制

1. 原因 ① 缺氧;② 生物性因素;③ 物理性因素;④ 化学性因素;⑤ 营养失衡;⑥ 神经内分泌因素;⑦ 免疫因素;⑧ 遗传性缺陷;⑨ 社会心理因素。

2. 机制 ① 细胞膜损伤;② 线粒体损伤;③ 活性氧类物质的损伤;④ 胞质内游离钙的损伤;⑤ 缺血缺氧的损伤;⑥ 化学性损伤;⑦ 遗传变异。

第三节 细胞可逆性损伤

1. 细胞水肿(水变性) 细胞损伤中最早出现的改变。

2. 脂肪变 三酰甘油(甘油三酯)蓄积于非脂肪细胞的细胞质中,多发生于肝细胞、心肌细胞等。典型病例如脂肪肝、虎斑心。

3. 玻璃样变(透明变) 细胞内或间质中出现半透明状蛋白质蓄积。

4. 淀粉样变 细胞间质内淀粉样蛋白质和黏多糖复合物蓄积。

5. 黏液样变 细胞间质内黏多糖和蛋白质蓄积。

6. 病理性色素沉着

7. 病理性钙化 骨和牙齿之外的组织中固态钙盐沉积。包括营养不良性钙化、转移性钙化两种类型。

第四节 细胞死亡

一、坏死

定义：以酶溶性变化为特点的活体内局部组织中细胞的死亡，称为坏死。

（一）基本病变

1. 细胞核的变化　核固缩、核碎裂、核溶解。
2. 细胞质的变化　线粒体内质网肿胀形成空泡、线粒体基质无定形钙致密物堆积、溶酶体释放酸性水解酶溶解细胞成分。
3. 间质的变化　间质细胞坏死后，细胞外基质逐渐崩解液化，最后融合成片状模糊的无结构物质。

（二）类型

1. 凝固性坏死　最常见。
2. 液化性坏死。
3. 纤维素样坏死。
4. 干酪样坏死。
5. 脂肪坏死。
6. 坏疽　干性坏疽、湿性坏疽、气性坏疽。

（三）结局

1. 溶解吸收。
2. 分离排出。
3. 机化与包裹。

二、凋亡

定义：活体内局部组织中单个细胞程序性细胞死亡，由体内外因素触发细胞内预存的死亡程序而导致的细胞主动性死亡方式。

形态学改变：① 细胞皱缩；② 染色质凝聚；③ 凋亡小体

形成;④ 质膜完整。

生化特征:含半胱氨酸的天冬氨酸蛋白酶(caspases,凋亡蛋白酶)、Ca^{2+}/Mg^{2+}依赖的内切核酸酶及需钙蛋白酶等的活化。

第二章

损伤的修复

损伤造成机体部分细胞和组织丧失后，机体对所形成的缺损进行修补恢复的过程，称为修复，修复后可完全或部分恢复原组织的结构和功能。修复形式：① 再生，由损伤周围的同种细胞来修复；② 纤维性修复（瘢痕修复），由纤维结缔组织来修复。

第一节 再生

再生包括生理性再生及病理性再生。

按再生能力的强弱，可将人体细胞分为三类：

1. 不稳定细胞（持续分裂细胞） 表皮细胞、淋巴及造血细胞、间皮细胞等。
2. 稳定细胞（静止细胞） 腺体或腺样器官的实质细胞。
3. 永久性细胞（非分裂细胞） 神经细胞、骨骼肌细胞及心肌细胞。

第二节 纤维性修复

肉芽组织由新生薄壁的毛细血管以及增生的成纤维细胞构成，并伴有炎性细胞浸润，大体观为鲜红色，颗粒状，柔软湿润，形似鲜嫩的肉芽故而得名。

肉芽组织的作用：① 抗感染，保护创面；② 填补组织损伤；③ 机化和包裹坏死组织、血栓、炎性渗出物、异物。

肉芽组织最终转化为瘢痕组织，其特点是间质水分减少、炎性细胞减少、毛细血管减少、成纤维细胞减少、纤维细胞增多、胶原纤维增多。

第三节　创伤愈合

创伤愈合是指机体组织遭受外力作用出现离断或缺损后的愈合过程。

一、皮肤创伤愈合

1. 皮肤愈合过程　① 伤口早期变化（出血、凝血、炎症反应）；② 伤口收缩；③ 肉芽组织增生、瘢痕形成；④ 表皮及其他组织再生。

2. 愈合类型

(1) 一期愈合：组织缺损少，创缘整齐，无感染，经黏合或缝合后创面对合严密的伤口。

(2) 二期愈合：创口大，创缘不整，组织缺损多，炎症反应重，肉芽组织从底部和边缘将伤口填平，然后表皮再生。

二、骨折愈合

1. 分类　骨折分为外伤性骨折和病理性骨折。
2. 骨折愈合过程　① 血肿形成；② 纤维性骨痂形成；③ 骨性骨痂形成；④ 骨痂改建或再塑。

第三章

局部血液循环障碍

局部血液循环障碍表现为：① 血管内成分逸出血管外（水肿、积液、出血）；② 局部组织内循环血量的异常（充血、淤血、缺血）；③ 血液内出现异常物质（血栓和血管内空气、脂滴和羊水）。

第一节 充血和淤血

一、动脉性充血

器官或组织因动脉输入的血量的增多而发生的充血，是<u>主动过程</u>。

二、静脉性充血（淤血）

器官或局部组织静脉血液回流受阻，血液淤积在小静脉和毛细血管内，是<u>被动过程</u>。

三、重要脏器淤血举例

（一）肺淤血

1. 急性肺淤血　见于急性左心衰竭。

（1）大体：肺饱满肿胀、肺膜光滑，切面暗红色，挤压时有泡沫样液体流出。

（2）镜下：肺泡壁毛细血管扩张，呈串珠状突起，肺泡腔内充满水肿液和气泡。

临床：呼吸困难，咳粉红色泡沫样痰。

2. 慢性肺淤血　多见于二尖瓣狭窄，有心力衰竭史。

（1）大体：似急性肺淤血。

（2）镜下：肺静脉扩张，肺泡壁增厚，其中纤维组织增生，毛细血管扩张淤血；肺泡腔内有水肿液和红细胞、含铁血黄素、巨噬细胞、心力衰竭细胞。

（3）临床：呼吸困难、发绀、湿啰音、咳铁锈色痰。

（4）后果：肺褐色硬化→肺循环阻力↑→右心衰竭。

（二）肝淤血

1. 急性肝淤血　多见于肝静脉和下腔静脉阻塞。

病变：中央静脉、肝窦淤血，肝细胞坏死。

2. 慢性肝淤血　右心衰竭所致全身静脉淤血。

（1）大体：肝体积增大，包膜紧张、质实，切面红黄相间（槟榔肝）。

（2）镜下：中央静脉及肝窦扩张淤血，小叶中央肝细胞受压萎缩、消失（色红），周边肝细胞缺氧而脂肪变性。

（3）临床：肝大，有压痛。

（4）后果：淤血性（心源性）肝硬化，不引起肝衰竭。

第二节　出血

出血：血液从血管或心腔中逸出。包括生理性出血（正常月经的子宫内膜出血）和病理性出血（创伤、血管病变）。

按血液溢出的机制分类：破裂性出血（心脏或血管壁破裂所致）和漏出性出血（毛细血管和毛细血管后静脉通透性增高）。

第三节　血栓形成

血栓形成：在活体的心脏和血管内，血液发生凝固或血液中有形成分凝聚成固体质块的过程。

血栓：在凝聚过程中所形成的固体质块。

一、血栓形成的条件和机制

（一）心血管内皮细胞的损伤

心血管内膜的损伤是血栓形成的最重要和最常见的原因。

1. 内皮细胞的抗凝作用　① 屏障；② 抗血小板黏集；③ 抗凝血酶或凝血因子；④ 促进纤维蛋白溶解。

2. 内皮细胞的促凝作用　① 激活外源性凝血过程；② 辅助血小板黏附；③ 抑制纤维蛋白溶解。

内皮细胞的作用总结：① 正常情况及内皮细胞完整时，抑制血小板黏附及抗凝；② 内皮损伤或激活时，引起局部凝血。

3. 血小板的作用　① 黏附反应；② 释放反应；③ 黏集反应。

（二）血流状态的改变

指血流减慢和产生漩涡等改变，有利于血栓形成。

（三）血液凝固性增加

血液中血小板和凝血因子增多，或纤维蛋白溶解系统活性降低，从而出现的血液高凝状态。

二、血栓形成的过程和血栓的形态

（一）形成过程

血小板黏集堆形成（头部），血小板小梁形成，小梁间纤维素网形成并网罗红细胞（体部），血管腔阻塞，血流停止，血液凝固（尾部）。

（二）类型和形态

1. 白色血栓

（1）部位：常位于血流较快的心瓣膜、心室壁和动脉内，在静脉延续性血栓中构成头部。

（2）大体：灰白色小结节或赘生物，粗糙、质实，不易脱落。

(3) 镜下：主要由血小板小梁和少量纤维蛋白构成，血小板小梁上附着白细胞。

2. 混合血栓

(1) 部位：静脉血栓体部，又称为层状血栓（灰白色与红褐色交替的层状结构）。

(2) 形态：变性的血小板（小梁状）纤维素网、红细胞、白细胞。

3. 红色血栓

(1) 部位：静脉血栓尾部，易脱落造成栓塞。

(2) 形态：与血凝块相似。

4. 透明血栓

(1) 部位：微循环小血管，见于弥散性血管内凝血（DIC）。

(2) 形态：主要成分为纤维蛋白。

> ☆ 血流缓慢是静脉血栓形成的主要原因，血液涡流是动脉和心脏血栓形成的主要原因。

三、血栓的结局

1. 软化、溶解、吸收。
2. 机化、再通。
3. 钙化。

四、血栓对机体的影响

1. 有利的影响　① 止血；② 防止细菌扩散。
2. 不利的影响　① 阻塞血管；② 栓塞；③ 心瓣膜变形：心瓣膜上较大的赘生物机化可引起瓣膜纤维化和变形；④ 广泛性出血。

第四节 栓塞

栓塞：在循环血液中出现的不溶于血液的异常物质，随血流运行阻塞管腔的现象称为栓塞。

栓子：阻塞血管的异常物质称为栓子。栓子可以是固体、液体或气体。最常见的栓子是脱落的血栓或其节段。罕见的有脂肪滴、空气、羊水和肿瘤细胞团。

一、栓子运行的途径

一般情况下，栓子运行的途径与血流方向一致。特殊情况包括：① 交叉性栓塞：又称反常性栓塞，发生于房间隔或室间隔缺损者。② 逆行性栓塞：罕见于下腔静脉血栓，在胸、腹压突然升高时，使血栓一时性逆流至肝、肾、髂静脉分支并引起栓塞。

二、栓塞的类型和对机体的影响

（一）血栓栓塞

由血栓或血栓的一部分引起的栓塞称为血栓栓塞，是栓塞最常见的原因。

1. 肺动脉栓塞　栓子95%以上来自下肢膝以上的深静脉（股、髂、腘静脉）。

2. 体循环动脉栓塞　80%的栓子来自左心腔。动脉栓塞的主要部位为下肢、脑、肠、肾和脾。

（二）脂肪栓塞

循环血流中出现脂肪滴阻塞小血管，称为脂肪栓塞。见于长骨骨折、脂肪组织严重挫伤或脂肪肝挤压伤时。

（三）气体栓塞

大量空气迅速进入血液循环或原溶于血液内的气体迅速游离，形成气泡阻塞心血管所引起的栓塞。前者为空气栓塞。后者称减压病（又称沉箱病、潜水员病）。

(四) 羊水栓塞

在分娩过程中子宫的强烈收缩,尤其是在羊膜破裂又逢胎儿头阻塞阴道口时,可能会将羊水压入破裂的子宫壁静脉窦内,并进入肺循环,造成羊水栓塞。

栓塞对机体的影响取决于:① 栓子大小、数量;② 部位,局部——梗死,全身——相应器官功能障碍;③ 能否建立有效的侧支循环。

第五节 梗死

定义:器官或局部组织由于血管阻塞、血流停止导致缺氧而发生的坏死,称为梗死。

一、梗死形成的病因和条件

(一) 梗死形成的原因和条件

1. 血栓形成。
2. 动脉栓塞 多为血栓性栓塞。
3. 动脉痉挛。
4. 血管受压闭塞。

(二) 影响梗死形成的因素

1. 器官血供特性 ① 双重血液供应的器官或侧支循环丰富的组织,通常不易发生梗死,如肺、肝、前臂;② 侧支循环较差的,易发生梗死,如脾、肾、心、脑。
2. 局部组织对缺血的敏感程度。

二、梗死的病变及类型

(一) 梗死的形态特征

1. 梗死灶的形态 取决于该器官的血管分布方式。① 锥体形,切面上呈三角形,如脾、肾、肺等;② 不规则地图状,如心肌梗死;③ 节段,如肠梗死。
2. 梗死灶的质地 取决于坏死的类型。① 脾、肾、心的凝固性坏死，早期局部肿胀，晚期坏死组织较干燥、质地坚实；② 脑组织等液化性坏死。

3. 梗死灶的颜色　取决于梗死灶的含血量。① 血量少时，贫血性梗死或白色梗死；② 血量多时，出血性梗死或红色梗死。

(二) 梗死的类型

1. 贫血性梗死　见于组织结构比较致密和侧支血管细而少的器官。特点如下：

(1) 常发生于结构致密、侧支循环不充分的实质器官，多见于心、肾、脾、脑。

(2) 病理改变　① 大体：圆锥形或不规形、黄白色，边缘有白细胞浸润带和充血、出血带；② 镜下：凝固性坏死，原有轮廓隐约可见。液化性坏死，可形成空洞。

2. 出血性梗死

(1) 发生条件　① 严重淤血伴有动脉阻塞：肺、肠、卵巢；② 组织疏松：富有弹性、易扩展，梗死区血液不易挤出。

(2) 病理特点　① 大体：梗死灶圆锥形、节段性或不规则形，暗红色，无出血、充血带；② 镜下：梗死区组织坏死、弥漫性出血。

(3) 常见类型　① 肺出血性梗死：常位于肺下叶，呈锥形；② 肠出血性梗死：常见于肠套叠、扭转和嵌顿性疝。

3. 败血性梗死　由含有细菌的栓子阻塞血管引起。常见于急性感染性心内膜炎。

(三) 梗死对机体的影响和结局

1. 影响　决定于梗死的器官、梗死灶的大小和部位，以及有无细菌感染等因素。

2. 结局　① 溶解、吸收；② 机化、包裹、钙化。

第六节 水肿

一、水肿的发病机制
1. 静脉流体静压的增高。
2. 血浆胶体渗透压的降低。
3. 淋巴回流障碍。

二、水肿的病理变化
1. 大体 组织肿胀,颜色苍白,质软,切面可呈胶冻状。
2. 镜下 水肿液积聚于细胞和纤维结缔组织之间或腔隙中,HE染色为透亮空白区。

第四章

炎 症

第一节 炎症的概述

定义：炎症是具有血管系统的活体组织对各种损伤因子的刺激所发生的以防御反应为主的基本病理过程。

一、炎症的原因

① 物理性因子；② 化学性因子；③ 生物性因子：各种病原微生物导致的组织损伤，是炎症最常见的原因；④ 组织坏死；⑤ 变态反应；⑥ 异物。

二、炎症的基本病理变化

（一）变质

定义：炎症局部组织发生的变性和坏死称为变质。

可以由致炎因子直接作用所致，也可以由血液循环障碍和炎症反应产物的间接作用引起。

（二）渗出

定义：炎症局部组织血管内的液体成分、纤维素等蛋白质和各种炎细胞通过血管壁进入组织间隙、体腔、体表和黏膜表面的过程称为渗出。所渗出的液体和细胞成分称为渗出物或渗出液。

后果：炎性水肿、体腔积液。

渗出液与漏出液的区别

	渗出液	漏出液
原因	炎症	非炎症
蛋白量	>30g/L	<30g/L
细胞数	通常>500×10^6/L	通常<100×10^6/L
比重	>1.018	<1.018
外观	浑浊	清亮
凝固性	易自凝	不自凝

（三）增生

局部变化：① 实质细胞的增生，如慢性支气管炎时黏膜上皮细胞和腺体的增生，慢性肝炎时肝细胞的增生。② 间质成分的增生，包括巨噬细胞、内皮细胞和成纤维细胞的增生。

意义：炎性增生具有限制炎症扩散和修复损伤组织的作用。

☆总结：病变的早期以变质和渗出为主，病变的后期以增生为主。但变质、渗出和增生是相互联系的。一般说来，变质是损伤性过程，而渗出和增生是对损伤的防御反应和修复过程。

三、炎症的局部表现和全身反应

1. 局部表现　红、肿、热、痛和功能障碍。
2. 全身反应　① 发热；② 白细胞计数增加。

第二节　急性炎症

急性炎症持续时间短，常常仅几天，一般不超过1个月，以渗出性病变和变质性病变为主，炎症细胞主要以中性粒细胞为主。

一、急性炎症过程中的血管反应

(一) 血流动力学改变

1. 细动脉短暂收缩,由神经调节和化学介质引起。

2. 血管扩张和血流加速(主要为化学介质作用,也有轴索反射作用)。

3. 血流速度减慢(血浆外溢,血液黏度增加)。

(二) 血管通透性增加

二、急性炎症过程中的白细胞反应

(一) 白细胞渗出

白细胞渗出是复杂的连续过程,包括白细胞边集和滚动、白细胞黏附、白细胞游出、趋化作用(具有吸引白细胞定向移动的化学刺激物称为趋化因子)。

(二) 白细胞激活

白细胞被激活后,发挥杀伤微生物和清除致炎物质的作用。

1. 吞噬作用 指白细胞吞噬病原体、组织碎片和异物的过程。具有吞噬作用的细胞主要为中性粒细胞和巨噬细胞。吞噬过程包括识别和附着、吞入、杀伤和降解三个阶段。

2. 免疫作用 发挥免疫作用的细胞主要为单核细胞、淋巴细胞和浆细胞。

三、炎症介质在炎症过程中的作用

炎症介质:参与和介导炎症反应的化学因子称为化学介质或炎症介质。炎症介质来自血浆和细胞。

1. 细胞释放的炎症介质 血管活性胺、花生四烯酸代谢产物、血小板激活因子、细胞因子、活性氧和一氧化氮、白细胞溶酶体酶、神经肽。

2. 血浆中的炎症介质 激肽系统、补体系统、凝血系统/纤维蛋白溶解系统。

四、急性炎症的病理学类型

1. **浆液性炎** 以浆液渗出为特征。

2. **纤维素性炎** 以纤维蛋白原渗出为主,继而形成纤维蛋白,即纤维素。

3. **化脓性炎** 以<u>中性粒细胞渗出</u>,并伴有不同程度的组织坏死和脓液形成为其特点,多由<u>化脓菌</u>感染所致,亦可由组织坏死继发感染产生。依据病因和发生部位不同,把化脓性炎分为:

化脓性炎	脓肿	组织内的局限性化脓性炎症,主要由金黄色葡萄球菌引起	①组织坏死后,大量中性粒细胞浸润,之后中性粒细胞坏死形成脓细胞; ②病变较局限	皮下、内脏	局限溶解吸收、机化、溃疡、窦道、瘘管
	蜂窝织炎	疏松结缔组织中大量中性粒细胞弥漫性浸润,主要由溶血性链球菌引起	①大量中性粒细胞弥漫性浸润; ②炎症灶与正常组织分界不清	皮肤、肌肉、阑尾、蛛网膜下腔	易通过组织间隙及淋巴管蔓延
	表面化脓和积脓	①表面化脓:脓液主要向黏膜或浆膜表面渗出; ②积脓:脓性渗出物在浆膜腔、胆囊或输卵管内积蓄	渗出的脓液可沿管道排出体外		

4. **出血性炎** 炎症病灶的血管损伤严重,渗出物中含大量红细胞,常见于急性传染病,有炎症的基本病变,不同于出血。

五、急性炎症的结局

1. 痊愈
2. 迁延为慢性炎症
3. 蔓延扩散
（1）局部蔓延。
（2）淋巴道蔓延。
（3）血行蔓延：菌血症、毒血症、败血症、脓毒败血症。

第三节 慢性炎症

一、一般慢性炎症的病理变化特点

1. 炎症灶内浸润的细胞主要为单核细胞、淋巴细胞和浆细胞。
2. 组织破坏：由炎细胞产物引起。
3. 修复反应：成纤维细胞和血管内皮细胞的增生，以替代和修复损伤的组织。

二、肉芽肿性炎

定义：以炎症局部巨噬细胞及其衍生细胞（上皮样细胞和多核巨细胞）增生形成境界清楚的结节状病灶（即肉芽肿）为特征，是一种特殊类型的慢性炎症。

常见类型：

1. 感染性肉芽肿　如结核、麻风等。
2. 异物性肉芽肿　手术缝线、石棉等。
3. 原因不明的肉芽肿　结节病肉芽肿。

第五章

肿 瘤

第一节 肿瘤的概念

定义：肿瘤是机体的细胞异常增殖形成的新生物，常表现为机体局部的异常组织团块。肿瘤的形成是在各种致瘤因素作用下，细胞生长调控发生严重紊乱的结果。

导致肿瘤形成的细胞增殖称为肿瘤性增殖。肿瘤性增殖与非肿瘤性增殖的区别见下表：

	肿瘤性增殖	非肿瘤性增殖
性质	非机体生存所需	机体生存所需
组织分化程度	不成熟（低）	成熟（高）
生长限制性	无	有
浸润和转移	可有	无

第二节 肿瘤的形态

一、肿瘤的大体形态

1. 数目 单发或多发。
2. 大小 体积差别很大。

3. 形状 乳头状、绒毛状、息肉状、结节状、浸润性、溃疡状等。

4. 颜色 由组成肿瘤的组织、细胞及其产物的颜色决定,如脂肪瘤呈黄色,血管瘤呈红色。

5. 质地 纤维间质较少的肿瘤,质地较软;伴有纤维增生反应的浸润性癌,质地较硬。

二、肿瘤的组织形态

肿瘤组织分肿瘤实质和间质两部分。

1. 实质

(1) 定义:肿瘤实质是肿瘤细胞的总称,是肿瘤最重要、最主要的成分。

(2) 意义:它决定① 各种肿瘤的组织来源;② 肿瘤的分类、命名和组织学诊断;③ 肿瘤的良、恶性和肿瘤的恶性程度;④ 肿瘤的生物学特点以及每种肿瘤的特殊性。

2. 间质

(1) 定义:各种肿瘤间质组成基本相同,一般由结缔组织、血管及淋巴细胞等组成,不具特异性。

(2) 意义:① 支架及营养等作用;② 机体抗肿瘤免疫反应;③ 促进肿瘤的生长、浸润和转移;④ 限制肿瘤扩散。

第三节 肿瘤的分化与异型性

一、肿瘤的分化

肿瘤的分化是指肿瘤组织在形态和功能上与某种正常组织的相似之处,相似的程度称为肿瘤的分化程度。肿瘤的组织形态和功能越是类似某种正常组织,说明其分化程度越高或分化好;与正常组织相似性越小,则分化程度越低或分化差。

二、肿瘤的异型性

肿瘤组织结构和细胞形态与相应的正常组织有不同程度的

差异，分为结构异型性和细胞异型性。

1. 结构异型性　肿瘤细胞形成的组织结构，在空间排列方式上（包括极向、器官样结构及其与间质的关系）与相应正常组织的差异。

2. 细胞异型性　① 细胞体积异常；② 肿瘤细胞的大小和形态很不一致（多形性），出现瘤巨细胞；③ 肿瘤细胞核的体积增大，胞核与细胞质的比例（核质比）增高；④ 核的大小、形状和染色差别较大，出现巨核、双核、多核或奇异形核；⑤ 核仁明显，体积大，数目增多；⑥ 核分裂象增多，出现异常核分裂象（病理性核分裂象）。

☆[瘤细胞异型性的特点]　① 大：瘤细胞大、核大、核仁大；② 多：瘤细胞和核多形性、核多、核仁多、核染色质多、核分裂多；③ 怪：瘤细胞和核奇形怪状；④ 裂：病理性核分裂。

第四节　肿瘤的命名与分类

一、一般原则

1. 良性　组织或细胞类型的名称后面直接加一个"瘤"字，如腺瘤、平滑肌瘤。

2. 恶性　来源组织＋癌/癌肉瘤。

(1) 上皮组织的恶性肿瘤称为癌：上皮名称＋"癌"，如腺癌、鳞癌。

(2) 间叶组织的恶性肿瘤称为肉瘤：间叶组织名称＋"肉瘤"，如纤维肉瘤、骨肉瘤等。

同时具有癌和肉瘤两种成分的恶性肿瘤称为癌肉瘤。癌症泛指所有恶性肿瘤，包括癌和肉瘤。

二、特殊情况

1. 组织来源＋母细胞瘤 "blastoma"。
2. 组织来源＋"瘤"的恶性肿瘤　精原细胞瘤、生殖细胞瘤、黑色素瘤。
3. "恶性"＋组织起源＋"瘤"　(恶性)淋巴瘤、恶性周围神经鞘膜瘤、恶性间皮瘤。
4. 以"病""症"命名　白血病、恶性组织细胞增生症等。
5. 以人名命名　Hodgkin 淋巴瘤、Paget 病、Ewing 肉瘤、Wilm 瘤。
6. 多种成分的肿瘤　混合瘤、畸胎瘤。
7. 多发性良性或交界性肿瘤　神经纤维瘤病。

第五节　肿瘤的生长和扩散

一、肿瘤的生长方式

1. 膨胀性生长　良性肿瘤多见，呈结节状，常有完整的包膜，与周围组织分界清楚，影响主要为挤压或阻塞的作用，易手术摘除，不易复发、转移。
2. 外生性生长　良、恶性肿瘤都可，多发生在体表、体腔、管道，呈乳头状、息肉状、蕈状或菜花状。外生性恶性肿瘤易发生坏死脱落而形成底部高低不平、边缘隆起的恶性溃疡。
3. 浸润性生长　多数恶性肿瘤的生长方式，没有包膜，无明显界限，易复发、转移。

二、肿瘤的扩散

指恶性肿瘤不限于发生部位生长，可侵入到邻近或远处组织生长，即蔓延及转移。

(一) 直接蔓延

周围组织侵犯是恶性肿瘤的特点，瘤细胞由原发部位沿组织间隙、淋巴管或血管直接侵入并破坏邻近正常器官、组织并继续生长。侵犯的深度和广度主要取决于瘤细胞增殖速度、瘤细胞运动能力和组织的防卫能力。

(二) 肿瘤转移

瘤细胞侵入淋巴液、血液或体腔液，被带到他处继续生长，形成与原发瘤同样类型的肿瘤。转移新形成的肿瘤，称为转移瘤或继发瘤。

1. 淋巴道转移 是癌最常见的扩散途径，常见于局部淋巴结转移。

2. 血道转移 肉瘤最常见的转移方式。瘤细胞侵入血管后，随血流运行到某器官或组织形成转移瘤。

常见转移途径
- 门静脉系：消化道肿瘤→转移至肝
- 肺静脉系：肺肿瘤→左心至主动脉→全身转移
- 体静脉系：骨肿瘤→右心进入肺动脉→肺转移瘤
- 椎静脉系：前列腺肿瘤→椎静脉→椎体转移瘤

3. 种植性转移 体腔内器官肿瘤侵犯浆膜时，脱落瘤细胞种植于内脏器官表面或体腔浆膜面上形成转移瘤，称为种植性转移或播种。见于胸腔、腹腔内肿瘤，如 Krukenberg 瘤。

第六节 肿瘤的分级和分期

肿瘤的分级和分期是制订治疗方案和估计预后的重要指标。

1. 肿瘤的分级 ① Ⅰ级为分化良好，属低度恶性；② Ⅱ级为中分化，属中度恶性；③ Ⅲ级为低分化，属高度恶性。

2. 肿瘤的分期（TNM 分期系统） T：肿瘤原发灶，$T_1 \sim T_4$。N：淋巴结受累，$N_0 \sim N_2$，M：血行转移。

第七节 肿瘤对机体的影响

一、良性肿瘤的影响

1. 阻塞、压迫作用 如胆管、脑室肿瘤。

2. 产生过量内分泌物质。

3. 继发性改变　包括出血、坏死、感染、破裂、囊性变。

二、恶性肿瘤的影响

1. 局部影响　压迫和阻塞、侵袭和破坏、出血和感染、顽固性疼痛。

2. 全身影响

（1）恶病质：恶性肿瘤晚期，患者出现极度消瘦、严重贫血、精神萎靡等进行性全身衰竭综合征。

（2）副肿瘤综合征。

第八节　良性肿瘤与恶性肿瘤的区别

	良性肿瘤	恶性肿瘤
分化程度	分化好，异型性小	分化不好，异型性大
核分裂象	无或少，不见病理性核分裂象	多，可见病理性核分裂象
生长速度	缓慢	较快
生长方式	膨胀性或外生性生长，常有包膜，界清	浸润性或外生性生长，常无包膜，界不清
继发改变	少见	常见，如出血、坏死、溃疡形成等
转移	不转移	可转移
复发	不复发或很少复发	易复发
对机体的影响	较小，主要为局部压迫和阻塞	较大，破坏原发部位和转移部位的组织；坏死、出血，合并感染；恶病质

第九节 常见肿瘤举例

1. 上皮组织肿瘤

良性：乳头状瘤、腺瘤（管状腺瘤、囊腺瘤等）。

恶性：鳞状细胞癌、腺癌、基底细胞癌、尿路上皮癌。

2. 间叶组织肿瘤

良性：脂肪瘤、血管瘤、淋巴管瘤、平滑肌瘤、软骨瘤。

恶性：脂肪肉瘤、横纹肌肉瘤、平滑肌肉瘤、血管肉瘤、纤维肉瘤、骨肉瘤。

第六章

环境和营养病理学

第一节 环境污染和职业暴露

一、室外空气污染

1. 臭氧　引起咳嗽、胸部不适和肺部炎症,哮喘患者尤其敏感。

2. 二氧化氮　吸入后的生成物可损害呼吸道上皮,儿童和哮喘患者尤其敏感。

3. 二氧化硫　吸入后可致局部刺激。

4. 酸性气溶胶　刺激呼吸道上皮,改变黏膜纤毛的清洁能力,哮喘患者吸入可减低其肺功能。

5. 微粒　其危害取决于微粒大小,吸入后可增加心肺疾病的发病率和死亡率。

二、室内空气污染

1. 一氧化碳　低浓度可使人活动能力降低;高浓度可引起全身缺氧、急性中毒,甚至死亡。

2. 二氧化氮　儿童尤其敏感,可致肺损害和呼吸道感染的增加。

3. 木材烟雾　高浓度时可增加儿童呼吸道感染。

4. 甲醛　可引起急性眼及上呼吸道的刺激感,加重已有哮喘。

5. 氡 吸入后在肺部继续衰变产生射线，可致肺癌。

三、职业暴露

1. 挥发性有机物 急性高浓度吸入可引起头痛、眩晕和肝、肾损害；长期低剂量吸入则致癌可能增加，且影响生殖能力。

2. 塑料、橡胶和高分子聚合物。

3. 金属 铅、汞、砷、镉、镍、铁等。

4. 杀虫剂、除草剂和灭鼠药。

第二节 个人暴露——成瘾及其相关疾病

一、吸烟

吸烟是造成死亡最重要的、可预防的原因。

1. 心血管疾病是吸烟的主要并发症 吸烟是造成心肌梗死、脑缺血性脑卒中的独立因子；吸烟者发生冠状动脉和主动脉粥样硬化的严重程度均较不吸烟者增加。

2. 大部分肺癌患者是吸烟者 吸烟量与肺癌发生具有剂量关系。

3. 与吸烟有关的其他非肿瘤性疾病 慢性支气管炎和肺气肿、消化性溃疡、妇女的骨质疏松症、甲状腺功能亢进等。

4. 吸烟损害女性生殖功能 女性吸烟者绝经提前、骨质疏松，孕期吸烟可影响胎儿发育。

5. 被动吸烟。

二、酒精中毒

1. 酒精对器官和组织的作用

(1) 肝：慢性酒精中毒可造成肝硬化。

(2) 胰腺：急性和慢性胰腺炎均是酒精中毒的并发症。

(3) 心脏：酒精中毒性的心肌变性属于扩张型心肌病，可致低输出量的充血性心力衰竭。

(4) 骨骼肌：肌肉衰弱很常见。

(5) 生殖内分泌系统：酒精性肝病可引起雌激素灭活减少，男性出现不育、性欲和体力下降、乳腺发育等。

(6) 胃肠道：酒精可刺激损伤食管和胃黏膜，引起消化性溃疡和食管炎等。

(7) 血液：巨幼细胞性贫血是酒精性营养不良的常见后果，因叶酸和维生素 B_{12} 的吸收不良所致。

(8) 骨：慢性酒精中毒者常出现骨质疏松症。

(9) 免疫系统：酗酒者对于感染的抵抗力下降。

(10) 神经系统：最常见的是大脑皮质萎缩。

2. 胎儿酒精综合征　是妊娠期酗酒母亲所产婴儿出现的一系列异常。

3. 酒精与癌　酗酒者中口腔癌、喉癌和食管癌的发病率高于非酗酒者。

4. 酒精相关损伤的机制。

三、药物滥用与药物依赖

1. 阿片样物质　海洛因、吗啡、哌替啶等。

2. 刺激物　可卡因、甲基苯丙胺。

3. 迷幻剂　苯环己哌啶、麦角酸二乙酰胺（LSD）、摇头丸、有机溶剂。

4. 静脉内药物滥用的并发症　因静脉注射引起的感染最常见；最为严重的是病毒的传播。

5. 妊娠妇女吸毒对胎儿的危害　胎儿常出现戒断综合征，出生时一般有呼吸抑制。

四、医源性药物损伤

是指按照医师处方治疗或诊断用药引起的非本意的不良作用。

五、性激素类药物

1. 口服避孕药

（1）血管并发症：口服避孕药妇女深静脉血栓形成的危险高。

（2）肿瘤性并发症：口服避孕药可减低卵巢癌和子宫内膜癌的发生危险；患肝良性腺瘤的可能性加大。

（3）其他副作用：黄褐斑、胆石症。

（4）益处：减少盆腔炎、子宫平滑肌瘤、子宫内膜异位症、乳腺纤维性囊肿的危险。

2. 绝经后的激素替代治疗　可缓解更年期症状并减少骨质疏松，但轻微增加心肌梗死、静脉血栓形成的危险。

第三节　营养性疾病

一、肥胖

超过正常体重的20%称为肥胖。肥胖程度的确定按体质量指数 [BMI=体重(kg)/身高 (m^2)] 计算。

1. 发病机制　长期的热量摄入超过消耗。

2. 肥胖的危害和临床并发症　与肥胖相关的主要疾病有2型糖尿病、动脉粥样硬化症、冠心病、脑血管病、高血压、高脂血症、胆石症、骨关节炎等；从外科手术角度，肥胖者手术风险增大，切口愈合慢，术后并发症增多。

3. 肥胖的治疗　限制热量摄入。

二、营养不良

原发性营养不良：饮食中供应缺乏或不足。

继发性营养不良：饮食营养供应正常，由于患者对营养素的吸收不良、利用或储存障碍、丢失过多或需要增加所致。

1. 蛋白质-能量营养不良　严重的蛋白质-热量缺乏可引

起营养不良性消瘦（热量摄入严重不足）和恶性营养不良（蛋白质摄入严重不足）。

2. 维生素缺乏症　原发性维生素缺乏症由摄入不足或体内需要增加引起；继发性维生素缺乏症由肠道吸收、血液转运、组织储存和代谢转换失调所致。

第七章

心血管系统疾病

第一节 动脉粥样硬化

病变特征：脂质沉积于动脉内膜→灶性纤维性增厚+粥样物→动脉壁变硬→管腔狭窄。

一、基本病理变化

1. 脂纹——早期病变

(1) 大体：动脉内膜面稍隆起的黄色斑点或条纹。

(2) 光镜：内皮下大量泡沫细胞聚集+平滑肌细胞+细胞外基质。泡沫细胞圆形，体积较大，胞质内含有大量小空泡。

(3) 结局：病因消除可完全消退，属可逆性变化。

2. 纤维斑块

(1) 大体　内膜面淡黄或灰黄色不规则隆起的斑块：胶原纤维↑+玻璃样变，直径 0.3～1.5cm，瓷白色蜡烛油样。

(2) 光镜　表层（纤维帽）：大量胶原纤维+平滑肌细胞+细胞外基质；下层：泡沫细胞+平滑肌细胞+脂质+炎细胞。

3. 粥样斑块（粥瘤）

(1) 大体：黄色斑块+多量黄色粥糜样物。

(2) 光镜：玻璃样变性的纤维帽，大量粉红无定形坏死物质+胆固醇结晶+钙化，中膜萎缩。

4. 复合性病变 ① 斑块内出血：新生血管破裂→血肿→狭窄、堵塞；② 斑块破裂：粥瘤性溃疡→栓子→栓塞；③ 血栓形成：内皮细胞损伤＋粥瘤性溃疡→血栓；④ 钙化：纤维帽及粥瘤灶内钙盐沉着；⑤ 动脉瘤形成：动脉管壁局限性扩张→动脉瘤。

二、主要动脉的病理变化

冠状动脉粥样硬化

部位（发生率）：<u>左冠状动脉前降支</u>＞右主干＞左主干或左旋支＞后降支。

根据狭窄程度分为四级：Ⅰ级≤25%，Ⅱ级26%～50%，Ⅲ级51%～75%，Ⅳ级≥76%。

冠状动脉粥样硬化性心脏病（冠心病）：冠状动脉狭窄等变化所致的缺血性心脏病。病因主要是冠状动脉粥样硬化。

主要临床表现：

心绞痛

类型：① 稳定型劳累性心绞痛；② 不稳定型心绞痛；③ 变异型心绞痛；

心肌梗死

病因：① 冠状动脉血栓形成；② 冠状动脉痉挛；③ 冠状动脉粥样斑块内出血；④ 心脏负荷过重；⑤ 出血、休克。

(一) 类型

1. 心内膜下心肌梗死（薄层梗死）

(1) 部位：心室壁心内膜下心肌1/3。

(2) 病变：多发性、小灶性坏死，分布左心室四周，厚度不及心肌的一半。

2. 透壁性心肌梗死（区域性心肌梗死）

(1) 部位：与闭塞的冠状动脉支供血区一致。

(2) 病变：累及心室壁全层或深达室壁2/3以上。

(3) 病灶：较大，最大直径2.5cm以上。

(4) 常见的梗死好发部位：最常见为左前降支供血区——左室前壁、心尖部、室间隔前 2/3 及前内乳头肌。其次是右冠状动脉供血区——左室后壁、室间隔后 1/3 及右心室，并可累及窦房结。再次为左旋支供血区——左室侧壁、膈面及左房，并可累及房室结。

（二）病理变化

发展过程 ① 梗死<6h：肉眼无变化。② 梗死>6h：坏死灶心肌呈苍白色。③ 梗死 8~9h 后：呈土黄色。光镜：心肌早期凝固性坏死＋间质水肿＋出血＋少量中性粒细胞浸润。④ 梗死 4 天后：充血出血带。光镜：带内血管充血、出血＋中性粒细胞浸润↑。心肌细胞肿胀、空泡变→核溶解消失→肌纤维呈空管状。⑤ 梗死 1~2 周后：边缘区出现肉芽组织。⑥ 梗死 2~8 周：梗死灶机化及瘢痕形成。

（三）并发症

并发症有：① 心力衰竭；② 心脏破裂；③ 室壁瘤；④ 附壁血栓形成；⑤ 心源性休克；⑥ 急性心包炎；⑦ 心律失常。

第二节 高血压病

高血压 { 原发性高血压（90%~95%）：高血压病
继发性高血压（5%~10%）：症状性高血压

一、病因和发病机制

① 高钠摄入；② 精神心理因素；③ 遗传因素；④ 肾素-血管紧张素系统（RAS）；⑤ 神经内分泌因素。

二、分型

（一）良性高血压

1. 分期

第一期：功能障碍期	第二期：血管病变期	第三期：内脏病变期
全身细、小动脉呈间歇性痉挛 舒张压：90～100mmHg 经适当休息和治疗，血压可恢复正常	全身细、小动脉呈持续性痉挛并有部分血管发生硬化 舒张压：>100mmHg 部分脏器出现病变，但较轻，功能无明显改变	全身许多细、小动脉发生硬化 舒张压：≥110mmHg 较多内脏器官发生器质性改变，甚至引起严重后果

2. 病理变化

部位	第一期：功能障碍期	第二期：血管病变期	第三期：内脏病变期
全身细、小动脉	全身细、小动脉间歇性痉挛，无器质性改变	部分细、小动脉硬化	全身大多数细、小动脉硬化，程度重
心脏	无明显改变	轻度代偿性肥大	肥大现象更显著（向心性肥大），以后左心室功能下降，心腔逐渐扩张，当左心室由紧张源性扩张发展到肌源性扩张时，可致心功能不全、心力衰竭，即高血压性心脏病
脑	无明显改变	脑水肿：头痛、头晕、眼花；严重脑水肿时出现恶心、呕吐、视物模糊、抽搐、昏迷，称为高血压脑病	可出现脑出血、脑梗死

续表

部位	第一期：功能阻碍期	第二期：血管病变期	第三期：内脏病变期
肾	无明显改变	部分肾单位受损，表现为肾小球纤维化、透明变性，其所属肾小管也因缺血而萎缩。此期肾功能处于代偿状态	肾单位弥漫受损，出现颗粒性固缩肾。此期功能不全→肾衰竭、尿毒症
视网膜	视网膜动脉轻度痉挛、变细	视网膜动脉弯曲，管壁反光增强，动静脉交叉压迫	银丝状改变，视乳头水肿，渗出性出血，严重者可致视网膜剥离，导致失明

（二）恶性高血压

多见于年轻人，可一开始即为急进型，也可由缓进型转变而来。

病变特点：全身细小动脉持续性剧烈痉挛，血管壁通透性↑，可发生广泛而严重的纤维蛋白样坏死，尤以肾最为显著。

临床特点：舒张压持续在130mmHg（17.3kPa）以上，极易发生肾衰竭、心力衰竭及脑血管意外，病程短、预后不良，常于1年左右死于尿毒症。

第三节 风湿病

一、病因

A组β溶血性链球菌感染后引起的变态反应性疾病。

二、基本病理变化

（一）变质渗出期

早期改变，约持续1个月。① 黏液样变；② 纤维素样坏死；③ 纤维素渗出及少量淋巴细胞、浆细胞、嗜酸性细胞和中性粒细胞浸润。

（二）增生期或肉芽肿期

持续2~3个月。

1. 风湿小体或阿绍夫小体　是风湿病的特征性病理变化，由纤维素样坏死、成团的风湿细胞及伴随的淋巴细胞、浆细胞等共同构成特征性的肉芽肿，由数个细胞组成，大到近1cm，呈球形、椭圆形或梭形。

2. 阿绍夫细胞　风湿细胞也称阿绍夫细胞，体积大，胞质丰富，略嗜碱性；核大，单核或多核，核膜清晰，染色质集中于中央，核的横切面呈枭眼状，纵切面呈毛虫状。

（三）纤维化期或愈合期

坏死物被溶解吸收，风湿细胞转变为成纤维细胞，最后形成梭形小瘢痕。持续2~3个月。

三、风湿病的各器官病变

（一）风湿性心脏病

1. 风湿性心内膜炎

（1）部位：主要累及心瓣膜，最常累及二尖瓣，其次为二尖瓣和主动脉瓣同时受累，三尖瓣极少受累。

（2）早期病变：瓣膜肿胀，黏液样变性＋纤维素样坏死，瓣膜闭锁缘上疣状赘生物形成。

疣状赘生物特点：血小板＋纤维素沉积——白色血栓，粟粒大小，灰白、半透明，多个串珠状单行排列，不易脱落。

2. 风湿性心肌炎

（1）病变部位：心肌间质（小血管周围）。

（2）早期病变：风湿小体（左室后壁，室间隔常见）；心肌间质水肿，淋巴细胞浸润。

（3）后期病变：风湿小体纤维化→间质小瘢痕。

（4）结局：心肌纤维变性，心肌收缩力下降，心力衰竭。

3. 风湿性心外膜炎

（1）病变部位：心外膜脏层。

(2) 病变特点 渗出性炎或纤维素渗出为主：绒毛状（干性心外膜炎）；浆液渗出为主：心包积液（湿性心外膜炎）。后期：渗出纤维素如不能被溶解吸收→机化粘连→缩窄性心包炎。

（二）风湿性关节炎

1. 病变 滑膜充血、肿胀，关节腔浆液渗出。
2. 部位 膝、肩、腕、肘、髋等大关节。
3. 表现 游走性、反复发作性。
4. 结局 病变可消退，关节不变形。

（三）皮肤病变

1. 环形红斑（渗出性病变），具有诊断意义。
2. 皮下结节。

（四）风湿性动脉炎

大小动脉均可受累，以小动脉受累较为常见。

（五）风湿性脑病

第四节 感染性心内膜炎

疾病	病因及发病机制	病理变化	临床病理联系
急性感染性心内膜炎	多发生在正常心内膜上，多单独侵犯主动脉瓣或二尖瓣，引起瓣膜急性化脓性炎。可形成赘生物（大、质地松软、灰黄或浅绿色，易脱落）。瓣膜可破裂、穿孔或腱索断裂→急性心瓣膜功能不全	主要由致病力强的化脓菌（金黄色葡萄球菌、溶血性链球菌、肺炎球菌等）引起，细菌在局部繁殖→败血症→侵犯心内膜	慢性心瓣膜病

续表

疾病	病因及发病机制	病理变化	临床病理联系
亚急性感染性心内膜炎	通常由毒力较弱的草绿色链球菌引起（约占75%）。常发生在已有病变的心瓣膜上（风湿性心瓣膜病、先天性心脏病等）。二尖瓣和主动脉瓣最常受累	瓣膜上形成赘生物，呈息肉状，污秽、灰黄色、干燥、质脆，易脱落。瓣膜变形，有时发生溃疡或穿孔。赘生物由血小板、纤维蛋白、细菌菌落、炎细胞及少量坏死组织组成	① 瓣膜病变；② 败血症；③ 脾大；④ 贫血；⑤ 栓塞等

第五节 心瓣膜病

定义：心瓣膜受到各种致病因素损伤后或先天发育异常所造成的器质性病变，表现为瓣膜狭窄和（或）关闭不全。

疾病	病因	血流动力学改变	临床表现及体征
二尖瓣狭窄	风湿热	舒张期血液注入左心室受阻，使左心房容量增加，引起左心房扩张、肺淤血、肺动脉高压、右心衰竭	梨形心
二尖瓣关闭不全	风湿性心内膜炎	收缩期血液反流回左心房，舒张期大量血液涌入左心室，引起左心肥大、衰竭，继而引起右心衰竭	球形心
主动脉瓣狭窄	风湿性主动脉炎、主动脉粥样硬化	左心室收缩期血液排出受阻，引起左心肥大、衰竭，肺淤血，肺动脉高压，右心衰竭	靴形心

续表

疾病	病因	血流动力学改变	临床表现及体征
主动脉瓣关闭不全	风湿性主动脉炎、梅毒性主动脉炎等	主动脉血液在舒张期反流至左心室，引起左心肥大、衰竭，肺淤血，肺动脉高压，右心肥大、衰竭	主动脉舒张压降低，冠状动脉供血不足引起心绞痛

第六节　心肌疾病

1. 扩张型心肌病　以进行性心脏肥大、心脏扩张和收缩能力下降为特征。

2. 肥厚型心肌病　以左心室显著肥厚、室间隔不对称增厚、舒张期心室充盈异常、左心室流出道受阻为特征。光镜：心肌细胞肥大，排列紊乱。

3. 限制型心肌病　以心室充盈受限为特点。典型病变为心室内膜和内膜下心肌进行性纤维化，导致心室壁顺应性降低、心腔狭窄。

第七节　心肌炎

1. 病毒性心肌炎
2. 细菌性心肌炎
3. 孤立性心肌炎
4. 免疫反应性心肌炎

第八章

呼吸系统疾病

第一节 上呼吸道及肺部炎症性疾病

炎症性疾病是呼吸系统最常见的一类疾病，主要包括鼻炎、鼻窦炎、咽炎、喉炎、气管支气管炎、细支气管炎及肺炎等。

一、鼻炎、鼻窦炎

（一）鼻炎

鼻炎（rhinitis）是鼻的常见疾病，有急性鼻炎和慢性鼻炎两类。

1. 急性鼻炎

（1）急性病毒性鼻炎：由各种呼吸道病毒引起，最常见为鼻病毒，其次为冠状病毒、副流感病毒等。本病潜伏期为1~3天。初期，鼻黏膜充血、水肿（鼻塞），浆液性卡他性炎；继而，黏液化脓性炎，黏膜上皮纤毛黏结，部分上皮脱落；2~3天后上皮开始再生，约2周后经修复痊愈。

（2）过敏性鼻炎：属于I型变态反应性疾病，最常见的变应原为吸入的花粉及草类、谷物和某些树木的粉尘、室内尘螨、动物的毛屑等。

● 镜下：鼻黏膜上皮层内杯状细胞增多、纤毛受损，基膜增厚，间质水肿，肥大细胞增多，并有大量嗜酸性粒细胞、淋巴细胞和浆细胞浸润。

2. 慢性鼻炎

（1）慢性单纯性鼻炎　病因：鼻腔血管的神经调节功能紊乱。表现：鼻黏膜血管扩张，腺体分泌增多，间质内淋巴细胞和浆细胞浸润。

（2）慢性肥厚性鼻炎：是由鼻腔血管神经调节功能障碍，过敏和激素的影响，或粉尘、气候和职业等因素引起的以鼻黏膜肥厚、鼻甲肿胀为特征的慢性鼻炎。

（3）慢性萎缩性鼻炎：可能与遗传因素有关，多始于青春期，女性多见，又名臭鼻症。特点：黏膜上皮广泛鳞状上皮化生，小血管呈闭塞性脉管炎改变，黏膜和腺体萎缩，纤维结缔组织增生。

（4）特异性鼻炎：多为全身性疾病（结核、麻风、梅毒、结节病等）在鼻黏膜形成的慢性肉芽肿性炎。

（二）鼻窦炎

鼻窦炎（sinusitis）的发病率依次为上颌窦炎、筛窦炎、额窦炎和蝶窦炎。病因：鼻源性细菌感染（多见）、牙源性或血源性感染。

1. 病理变化　急性浆液性卡他性鼻窦炎（鼻窦黏膜充血水肿）→急性化脓性鼻窦炎（鼻窦黏膜固有膜层大量中性粒细胞浸润，黏膜上皮细胞坏死脱落）→慢性鼻窦炎（黏膜增厚，固有膜增厚伴慢性炎细胞浸润，血管壁增厚，管腔狭窄，间质内有较多圆形细胞浸润）。

2. 并发症　骨髓炎、眼眶蜂窝织炎、软脑膜炎、脑脓肿、败血症等。

二、咽炎、喉炎

（一）咽炎

咽炎（pharyngitis）是咽部黏膜及淋巴组织的炎症，可由病毒（多见）或细菌感染引起，病变可表现为单纯性咽炎和急性化脓性咽炎。由溶血性链球菌引起的急性脓毒性咽炎，局部和全身症状及病变都较严重，甚至可发生脓毒败血症。

慢性咽炎可由急性咽炎发展而来，也可因长期吸烟或吸入有害气体引起。慢性咽炎可分为① 慢性单纯性咽炎：咽部黏膜充血、腺体增生，分泌增多伴圆形细胞、淋巴细胞浸润；② 慢性肥厚性咽炎：黏膜增厚，淋巴组织及纤维结缔组织明显增生，常于咽后壁形成颗粒状隆起；③ 慢性萎缩性咽炎：主要表现为黏膜和腺体的萎缩。

（二）喉炎

1. 急性喉炎　大多由病毒和细菌感染引起。由感冒病毒引起者，主要表现为急性卡他性喉炎；白喉杆菌引起者表现为假膜性炎；流感引起者常表现为出血性炎，伴假膜形成。

2. 慢性喉炎　可由急性喉炎迁延或长期慢性刺激导致，可分为① 慢性单纯性喉炎：喉黏膜充血水肿，镜下见黏膜及黏膜下组织血管扩张充血、间质水肿、淋巴细胞浸润；② 慢性增生性喉炎：喉部黏膜增厚，镜下表现为黏膜上皮增生，甚至角化，黏膜下纤维结缔组织明显增生，大量淋巴细胞、浆细胞浸润，可有淋巴滤泡形成。部分病例可形成息肉或小结。

三、急性气管支气管炎、细支气管炎

（一）急性气管支气管炎

急性气管支气管炎（acute tracheobronchitis）多见于儿童及老年人。主要在病毒感染的基础上继发细菌感染。

气管和支气管的病变相同，且两者常常联合发生。

大体：黏膜红肿，表面黏附白色或淡黄色黏性分泌物。根据病变特点可分为① 急性卡他性气管支气管炎，黏膜及黏膜下层充血、水肿，少量中性粒细胞浸润，稀薄的黏性黄色分泌物；② 急性化脓性气管支气管炎，分泌物脓性，黏膜及黏膜下层有大量中性粒细胞浸润，③ 急性溃疡性气管支气管炎，早期管腔黏膜发生浅表性坏死、糜烂，继而形成溃疡。

特殊类型的气管支气管炎见于白喉时的假膜性炎和麻疹时的巨细胞支气管炎等。

(二) 急性细支气管炎

急性细支气管炎(acute bronchiolitis)是指管径小于2mm的细支气管的急性炎症,主要由病毒(如呼吸道合胞病毒、腺病毒和副流感病毒)感染引起。

病理变化:表现为细支气管黏膜充血、肿胀,单层纤毛柱状上皮坏死脱落,代之以增生的无纤毛柱状上皮或扁平上皮,杯状细胞增多,黏液分泌增加,管壁内有淋巴细胞和单核细胞浸润。可引起小灶性肺萎缩或急性阻塞性肺气肿、细支气管周围炎或局限性肺炎。结局:痊愈、纤维闭塞性细支气管炎。

四、肺炎

肺炎(pneumonia)是指肺的急性渗出性炎症。按病因分为感染性、理化性和变态反应性肺炎;按病变部位分为肺泡性和间质性肺炎;按病变性质分为浆液性、纤维素性、化脓性、出血性、干酪性及肉芽肿性肺炎;按累及范围可分为小叶性肺炎(病变范围以肺小叶为单位)、节段性肺炎(累及肺段)、大叶性肺炎(波及整个大叶或多个大叶)。

(一) 细菌性肺炎

1. 大叶性肺炎(lobar pneumonia) 是主要由肺炎球菌引起的以肺泡内弥漫性纤维素渗出为主的炎症,病变通常累及肺大叶的全部或大部,多见于青壮年。

(1) 病因和发病机制:大叶性肺炎90%以上由肺炎链球菌引起。肺炎链球菌正常存在于鼻咽部,当呼吸道的防御功能减弱、机体抵抗力降低时,易致细菌侵入肺泡而发病。炎症经肺泡间孔或呼吸性细支气管向邻近肺组织蔓延,经叶支气管播散在肺大叶之间蔓延。

(2) 病理变化及临床病理联系:大叶性肺炎的主要病理变化为肺泡腔内的纤维素性炎,常发生于单侧肺,多见于左肺或右肺下叶，也可同时或先后发生于两个或多个肺叶。典型的自然发展过程大致可分为四期：

1) 充血水肿期：发病后第1～2天，肺叶肿胀，暗红色。镜下：肺泡间隔内毛细血管扩张充血，肺泡腔内浆液性渗出液。渗出液中常检出肺炎链球菌。X线显示片状分布的模糊阴影。

2) 红色肝样变期：发病后第3～4天，肺叶肿胀，暗红质实，似肝外观。镜下：毛细血管仍扩张、充血，肺泡腔内充满纤维素及大量红细胞。渗出物中检测出肺炎链球菌。X线显示大片致密阴影。痰液呈铁锈色。

3) 灰色肝样变期：发病后第5～6天，肺叶肿大，灰白色、质实如肝，故称灰色肝样变期。镜下：肺泡腔内多量纤维素渗出，大量中性粒细胞，很少见红细胞。咳出黏液脓痰。渗出物中不易检出细菌。

4) 溶解消散期：发病后1周左右，肺内实变病灶消失，质软。肺组织结构和功能恢复正常，胸膜渗出物亦被吸收或机化。X线检查恢复正常。

（3）并发症

1) 肺肉质变（pulmonary carnification）：即机化性肺炎，大量纤维素被肉芽组织取代而机化，病变肺组织呈褐色肉样外观。

2) 胸膜肥厚和粘连。

3) 肺脓肿及脓胸。

4) 败血症或脓毒败血症。

5) 感染性休克。

2. 小叶性肺炎（lobular pneumonia） 是主要由化脓性细菌引起，以肺小叶为病变单位的急性化脓性炎症。病变常以细支气管为中心，故又称支气管肺炎。多见于小儿、体弱者。

（1）病因和发病机制：小叶性肺炎多由细菌引起，其中致病力较弱的4、6、10型肺炎球菌是最常见的致病菌。当机体抵抗力下降、呼吸系统防御功能受损时，这些细菌可引起小叶性肺炎。

(2) 病理变化：小叶性肺炎的病变特征是以细支气管为中心的肺组织化脓性炎症。

1) 大体：散在、灰黄、质实的病灶，以下叶和背侧多见。病灶大小不一、形状不规则，直径0.5～1cm，中央常见病变细支气管。严重可累及整个大叶，但一般不累及胸膜。

2) 镜下：早期，细支气管黏膜充血、水肿，表面附着黏液性渗出物，病灶周围无明显变化；进展期，支气管、细支气管及肺泡腔内出现较多中性粒细胞、少量红细胞及脱落的肺泡上皮细胞，病灶周围肺组织充血、浆液渗出，代偿性肺气肿；严重时，呈化脓性炎症改变。

(3) 临床病理联系：发热、咳嗽和咳痰是最常见的症状，痰液为黏液脓性或脓性。X线检查可见肺内散在不规则小片状或斑点状模糊阴影（肺实变不明显），听诊可闻及湿啰音。

(4) 结局和并发症：大多痊愈。并发症较常见的有呼吸功能不全、心力衰竭、脓毒血症、肺脓肿和脓胸等。

3. 军团菌肺炎　是由嗜肺军团杆菌引起的，以肺组织急性纤维素性化脓性炎为病变特点的急性传染病。

(1) 病因和发病机制：90%为感染嗜肺军团杆菌。军团菌主要侵犯肺泡和细支气管，被吞噬的军团菌在胞质内繁殖导致细胞破裂，产生和释放酶类及细胞毒因子，损伤肺组织，并进入血流引起肺外器官和组织的病变。

(2) 病理变化：病变肺肿大、质硬、表面粗糙。切面呈片状或团块状，边缘模糊，色暗灰、实性。多累及双肺多叶，严重者可见肺脓肿。

镜下：肺组织的急性纤维素性化脓性炎。早期，大量纤维素和中性粒细胞渗出，伴组织和细支气管坏死；晚期，渗出物及坏死组织机化和间质纤维化。约有 1/3 可累及胸膜，严重者可有胸膜坏死。

（二）病毒性肺炎

病毒性肺炎（viral pneumonia）常由上呼吸道病毒感染向下蔓延所致，常见的病毒为流感病毒。病理变化：主要表现为肺间质的炎症。

1. 大体　病变不明显，可轻度肿大。

2. 镜下　肺泡间隔增宽，血管扩张、充血，间质水肿及淋巴细胞、单核细胞浸润，肺泡腔内一般无渗出物。部分病毒性肺炎肺泡内表面可见透明膜形成。部分炎症增生的上皮细胞和多核巨细胞内可见病毒包涵体（病理组织学诊断病毒性肺炎的重要依据）。

（三）严重急性呼吸综合征

严重急性呼吸综合征（severe acute respiratory syndrome, SARS）是以呼吸道传播为主的急性传染病，由 SARS 冠状病毒传播，以近距离空气飞沫传播为主，传染性极强，可引起强烈的肺组织免疫损伤。

病理变化：该病以肺和免疫系统的病变最为突出，心、肝、肾、肾上腺等实质器官也不同程度受累。

（1）肺部病变

1）大体：双肺实变，表面暗红，切面可见肺出血灶及出血性梗死灶。

2）镜下：以弥漫性肺泡损伤为主，肺组织重度充血、出血、水肿，肺泡腔内充满肺泡上皮细胞、单核细胞、淋巴细胞和浆细胞，可见透明膜形成，渗出物若机化可呈肾小球样改变；部分肺泡上皮细胞内可见病毒包涵体；肺小血管呈血管炎改变，微血管内可见纤维素性血栓。

（2）脾和淋巴结病变

1）大体：脾缩小，质软。

2) 镜下：脾小体高度萎缩，脾内淋巴细胞减少，可见淋巴组织大片灶状出血坏死。肺门及腹腔淋巴结固有结构消失，皮、髓质分界不清，皮质区淋巴细胞数量明显减少，常见淋巴组织呈灶状坏死。

心、肝、肾、肾上腺等器官出现小血管炎症性及不同程度的变性、坏死和出血等病变。

(四) 支原体肺炎

支原体肺炎（mycoplasmal pneumonia）是由肺炎支原体引起的间质性肺炎。由患者痰液、鼻分泌物及咽拭子培养出肺炎支原体而诊断。

病理变化：肺炎支原体感染可波及整个呼吸道，引起上呼吸道炎、气管炎、支气管炎及肺炎。肺部病变常累及一叶肺组织（下叶多见），主要发生于肺间质（故实变不明显），呈节段性分布。

(1) 大体：呈暗红色，切面少量红色泡沫状液体溢出，气管或支气管腔可有黏液性渗出物，胸膜一般不被累及。

(2) 镜下：肺泡间隙明显增宽，血管扩张、充血，间质水肿伴大量淋巴细胞、单核细胞和少量浆细胞浸润，肺泡腔内常无渗出物；小支气管、细支气管壁及其周围间质充血、水肿及慢性炎性细胞浸润。严重病例，支气管上皮和肺组织可明显坏死、出血。

第二节 慢性阻塞性肺疾病

慢性阻塞性肺疾病（chronic obstructive pulmonary disease, COPD）是一组慢性气道阻塞性疾病的统称，其共同特点为肺实质和小气道受损，导致慢性气道阻塞、呼吸阻力增加和肺功能不全，主要包括慢性支气管炎、支气管哮喘、支气管扩张和肺气肿等疾病。

一、慢性支气管炎

慢性支气管炎（chronic bronchitis）是发生在<u>支气管黏膜及其周围组织</u>的慢性非特异性炎性疾病。主要临床特征为反复发作的咳嗽、咳痰或伴有喘息症状，且症状每年至少持续 3 个月，连续 2 年以上。

（一）病因和发病机制

① 病毒和细菌感染；② 吸烟；③ 空气污染与过敏；④ 机体内在因素，如抵抗力下降等。

（二）病理变化

早期主要限于<u>较大的支气管</u>，后期可累及<u>细支气管</u>。主要病变有：① 黏液-纤毛系统受损，上皮变性、坏死脱落，修复时杯状细胞增生伴鳞化；② 黏膜下腺体肥大、增生、分泌亢进，浆液腺上皮发生黏液腺化生；③ 支气管壁充血、水肿，有慢性炎细胞浸润；④ 管壁平滑肌断裂、萎缩（亦可增生、肥大），软骨变性、萎缩或骨化。

（三）临床病理联系

支气管黏膜受炎症刺激及分泌物增多可导致咳嗽、咳痰，支气管痉挛、狭窄及渗出物阻塞可引起喘息；体检时，两肺可闻及哮鸣音，干、湿啰音；病情进展最终可引起肺气肿。

二、支气管哮喘

支气管哮喘（bronchial asthma）是由<u>呼吸道过敏</u>引起的以支气管<u>可逆性发作性痉挛</u>为特征的慢性阻塞性炎性疾病。临床表现为反复发作的伴有哮鸣音的呼气性呼吸困难、咳嗽或胸闷等症状。

（一）病因和发病机制

本病的病因及发病机制均较复杂。<u>过敏原</u>是主要的诱发因素，呼吸道感染和精神因素也可诱发哮喘发作。其发病机制目前尚未完全明确。其发作过程涉及多种细胞（<u>淋巴细胞、单核细胞、肥大细胞和嗜酸性粒细胞</u>）的表面受体、介质及细胞因子，这些物质经过复杂的信息接收、传递和调控等步骤共同完成反应过程。

（二）病理变化

1. 大体　肺膨胀伴灶性萎缩，支气管腔内可见黏液栓，偶可见支气管扩张。

2. 镜下（按支气管壁各层结构）　黏膜上皮局部脱落；基底膜增厚伴玻璃样变；黏膜下水肿，黏液腺增生，杯状细胞增多；管壁平滑肌增生、肥大。管壁各层均可见嗜酸性粒细胞、单核细胞、淋巴细胞和浆细胞浸润，管壁及黏液栓中可见夏科-莱登（Charcot-Leyden）结晶。

（三）临床病理联系

哮喘发作时，因细支气管痉挛和黏液栓阻塞可引起呼气性呼吸困难并伴哮鸣音；长期反复发作可导致胸廓变形及弥漫性肺气肿，可发生自发性气胸。

三、支气管扩张症

支气管扩张症（bronchiectasis）是以肺内小支气管管腔持久性扩张伴管壁纤维性增厚为特征的慢性呼吸道疾病。临床表现为慢性咳嗽、大量脓痰及反复咯血等症状。

（一）病因和发病机制

支气管扩张症多继发于慢性支气管炎、支气管肺炎及肺结核等，也可源于先天性及遗传性支气管发育异常。病变导致管壁平滑肌、弹力纤维和软骨的结构破坏，此时支气管管壁若受牵拉或管腔内压升高，最终导致管壁持久性扩张。

（二）病理变化

1. 大体　肺切面见支气管呈圆柱状或囊性扩张，内含脓性渗出物，偶可见血性分泌物；周围肺组织可萎缩、纤维化或肺气肿。病变多累及直径大于2mm的中、小支气管，下叶多见，左肺多于右肺，可局限，也可广泛累及双肺。

2. 镜下　① 黏膜上皮损害：上皮细胞变性、坏死，脱落，溃疡形成，上皮增生伴鳞化；② 支气管壁的损害：萎缩、断裂、纤维化；③ 相邻的肺组织常发生纤维化。

(三) 临床病理联系

炎性刺激及渗出物可导致咳嗽及咳出大量脓痰，管壁血管损伤可导致咯血，气管引流不畅可引起胸闷、闭气，炎症累及胸膜可引起胸痛。

四、肺气肿

肺气肿（pulmonary emphysema）是末梢肺组织因含气量过多伴肺泡间隔破坏，肺组织弹性减弱，导致肺体积膨大、功能低下，是支气管和肺部疾病最常见的并发症。

(一) 病因和发病机制

① 阻塞性通气障碍；② 呼吸性细支气管和肺泡壁弹性降低；③ α_1-抗胰蛋白酶水平降低。

(二) 类型

包括肺泡性肺气肿、间质性肺气肿和其他类型肺气肿（如瘢痕旁肺气肿、代偿性肺气肿、老年性肺气肿等）。

(三) 病理变化

1. 大体　肺体积显著增大，边缘钝圆，色灰白，质地柔软，弹性差。

2. 镜下　① 肺泡扩张，肺泡间隔断裂，肺泡相互融合成大小不等的囊腔（特征）；② 肺泡壁毛细血管减少，肺小动脉内膜纤维性增厚（肺动脉高压）；③ 细小支气管壁慢性炎症（病因）。

(四) 临床病理联系

长期过度通气导致"桶状胸"；支气管炎症引起咳嗽、咳痰等；通气障碍引起呼气性呼吸困难；因肺增大，X线可见肺野扩大、透明度增加；病变最终可导致慢性肺源性心脏病。

第三节　肺尘埃沉着病

肺尘埃沉着病（pneumoconiosis）即尘肺，是长期吸入有害粉尘在肺内沉着，引起以粉尘结节和肺纤维化为主要病变的职业病。常见的尘肺有硅肺、石棉肺等。

一、肺硅沉着病

肺硅沉着病（silicosis）简称硅肺，是长期吸入游离二氧化硅粉尘所致的肺部疾病。病变发展缓慢，即使脱离硅尘作业，仍可持续发展。

（一）病因和发病机制

吸入游离二氧化硅粉尘是其主要病因。发病与否与吸入二氧化硅的数量、颗粒大小及形状相关。数量越多、颗粒越小（最强为$1\sim2\mu m$）的粉尘致病力越强，形状为四面体的粉尘致病力最强。

发病机制：① 主要与二氧化硅的性质和巨噬细胞有关。二氧化硅在体内被转化→激活巨噬细胞→释放细胞因子和炎性介质→促进肺纤维化。② 免疫因素也可能对发病有作用。

（二）病理变化

主要为硅结节的形成和弥漫性肺纤维化。

1. 硅结节　是矽肺的特征性变化。硅结节直径为3～5mm，圆形或椭圆形，色白，界清，质硬，触之沙砾感。随病程进展，硅结节的演变：细胞性结节（巨噬细胞）→纤维性结节（成纤维细胞增生，胶原纤维呈同心圆或漩涡状排列，部分可玻璃样变，小血管管壁增厚）→硅肺性空洞（结节融合并坏死和液化）。

2. 肺弥漫性纤维化　镜下为玻璃样变的胶原纤维。晚期肺组织纤维化可达全肺2/3以上，并可累及肺膜。

（三）硅肺的分期和病变特点

根据硅结节数量、大小、分布范围和肺纤维化的程度，分为三期：

1. Ⅰ期硅肺　硅结节数量少，直径在1～3mm，主要局限在肺的淋巴系统。

2. Ⅱ期硅肺　硅结节数量增多，直径小于1cm，结节性病变散布于全肺，但仍在中、下肺叶靠近肺门处密集，同时伴有较明显的肺纤维化。

3. Ⅲ期硅肺　硅结节融合，出现直径大于2cm的团块状结节，中央可有空洞形成。

（四）并发症

并发症有：① 肺结核病；② 慢性肺源性心脏病；③ 肺感染和阻塞性肺气肿。

二、肺石棉沉着病

肺石棉沉着病（asbestosis）即石棉肺，因长期吸入石棉粉尘引起的以肺组织和胸膜纤维化为主要病变的职业病。

（一）发病机制

发病与吸入石棉纤维的数量、大小（长度＞8mm、厚度＜0.5mm危害性大）、性质（直形纤维危害性大）及溶解度有关。

（二）病理变化

病变特点为肺间质弥漫纤维化（有石棉小体）、胸膜脏层肥厚和胸膜壁层形成胸膜斑。

1. 大体　肺体积缩小、色灰、质硬，早期局限于肺下部（切面网状），后期呈弥漫性（伴肺气肿和支气管扩张，切面蜂窝状）。胸膜壁层凸起的局限性纤维瘢痕斑块称为胸膜斑。

2. 镜下　石棉小体是重要特征，分布于增生的纤维组织中，系铁蛋白包裹的石棉纤维，黄褐色，呈棒状或蝌蚪状，有分节，长短不一。石棉小体旁可见异物巨细胞。早期为脱屑性间质性肺炎，晚期为肺组织弥漫性纤维化，纤维化开始于细支气管周围。

（三）并发症

并发症有：① 恶性肿瘤（恶性胸膜间皮瘤、肺癌等）；② 肺结核与肺源性心脏病。

第四节 慢性肺源性心脏病

慢性肺源性心脏病（chronic cor pulmonale）简称肺心病（cor pulmonale）。慢性肺心病是慢性肺疾病、肺血管及胸廓的病变引起肺循环阻力增加、肺动脉压力增高而导致右心室肥厚、心腔扩大甚至右心衰竭的心脏病。北方、寒冷季节、老年多发。

（一）病因和发病机制

1. 肺疾病　最常见的为慢性阻塞性肺疾病，患病使肺毛细血管床减少，小血管纤维化、闭塞，导致肺循环阻力增加。

2. 胸廓运动障碍性疾病　少见，严重的脊柱弯曲、类风湿关节炎等导致胸廓活动受限进而引起通气障碍。

3. 肺血管疾病　少见，原发性肺动脉高压症和肺小动脉栓塞可直接导致肺动脉高压。

（二）病理变化

1. 肺部病变　除了原有病变外，肺心病最主要的变化是肺小动脉的改变。表现为肌型小动脉中膜肥厚，内膜下出现纵行肌束。此外，还可发生肺小动脉炎、肺泡壁毛细血管量显著减少等病变。

2. 心脏病变　右心室壁肥厚，心腔扩张，心尖钝圆主要由右心室构成，通常以肺动脉瓣下2cm处右心室壁厚度超过5mm作为病理诊断肺心病的形态标准。镜下，可见心肌细胞肥大、增宽，核增大、着色深；也可见缺氧所导致的肌萎缩、肌浆溶解、横纹消失，以及间质水肿和胶原纤维增生等现象。

（三）临床病理联系

肺心病起病缓慢，临床表现除有原有肺疾病的症状外，主要表现为逐渐出现的呼吸功能不全及右心衰竭的症状和体征。

预防肺心病的关键是对病因进行早期治疗和控制，积极治疗肺部感染是控制右心衰竭的关键。

第五节 呼吸窘迫综合征

一、成人呼吸窘迫综合征

成人呼吸窘迫综合征（adult respiratory distress syndrome，ARDS）是指机体遭受严重创伤、感染以及各种肺外和肺内的严重疾病过程中，引起的一种以进行性呼吸窘迫和难治性低氧血症为特征的急性呼吸衰竭综合征。也称为休克肺、创伤后湿肺或者弥漫性肺泡损伤。病死率高。

（一）病因和发病机制

病因多，如严重感染、创伤、肺严重疾患等。发病机制还未完全明确，目前认为是激活的白细胞释放多种介质，从而导致肺毛细血管内皮和肺泡上皮损伤。

（二）病理变化

1. 大体 肺湿润，肿胀，暗红色，重量↑，弹性↓，散在出血点；切面膨隆，可有实变区和萎陷区。

2. 镜下

（1）肺水肿：间质和肺泡腔内大量蛋白质液体。

（2）透明膜形成：肺间质毛细血管扩张、充血，点状出血、灶状坏死，局灶性肺萎陷。

（3）微血管：透明血栓和白细胞栓塞。后期Ⅱ型肺泡细胞及肺间质的成纤维细胞大量增生，透明膜机化、纤维化，导致弥漫性肺泡内和肺间质纤维化。

二、新生儿呼吸窘迫综合征

新生儿呼吸窘迫综合征（neonatal respiratory distress syndrome，NRDS）是新生儿出生后出现短暂的自然呼吸，继而发生进行性呼吸困难、发绀等急性呼吸窘迫症状和呼吸衰竭的综合征。以肺内形成透明膜为特点，又称新生儿肺透明膜病。

(一) 病因和发病机制

主要病因是肺（主要是肺泡）发育不全，肺表面活性物质缺乏。关键期：胎龄 22 周至出生。

(二) 病理变化

1. 大体　肺组织质地坚实，色暗红，含气量少。

2. 镜下　透明膜形成，在呼吸性细支气管、肺泡管和肺泡壁上贴附一层均匀红染的透明膜。肺叶均有不同程度的肺不张和肺气肿。

第六节　呼吸系统常见肿瘤

一、鼻咽癌

鼻咽癌（nasopharyngeal carcinoma）是鼻咽部上皮组织发生的恶性肿瘤。发病有明显地域性，男性多于女性，40～50 岁居多。临床上，患者常有鼻塞、耳鸣、听力减退、头痛、颈部淋巴结肿大及脑神经受损等症状。

(一) 病因

可能的因素有：① EB 病毒（90% 的鼻咽癌患者中可以检测到 EB 病毒）；② 遗传因素；③ 化学致癌物。

(二) 病理变化

好发部位：最常见于鼻咽顶部，其次是外侧壁和咽隐窝，前壁少见；可同时发生于两个部位。

1. 大体　早期局部黏膜粗糙或稍隆起，逐渐发展为结节型、菜花型、溃疡型或黏膜下浸润型等肿块。结节型最多见，其次为菜花型，黏膜下浸润型易发生颈部淋巴结转移。

2. 组织学类型　鼻咽癌多来自鼻咽黏膜柱状上皮的储备细胞（多向分化潜能），少数来源于鼻咽鳞状上皮的基底细胞。按鼻咽癌的组织学特征及分化程度分类如下：

鳞状细胞癌				腺癌	
分化性鳞癌		未分化性鳞癌			
角化型鳞癌（高分化鳞癌）	非角化型鳞癌（低分化鳞癌）	泡状核细胞癌	未分化鳞癌	高分化	低分化
细胞分层明显，可见细胞角化、细胞间桥和角化珠形成	分层不明显，细胞大小形态不一，无细胞角化、细胞间桥和角化珠形成	细胞呈片状或巢状分布，胞质丰富，界不清，常呈合体状，核大、空泡状，核仁明显，核分裂象少见，较多淋巴细胞浸润	无明显巢状结构，弥漫分布，癌细胞小，胞少，呈小或短梭形	柱状细胞腺癌或乳头状腺癌	不形成明显腺样结构，癌细胞小
	最常见，与EB病毒密切相关	对放疗敏感			少见

（三）扩散途径

① 直接蔓延；② 淋巴道转移（早期）；③ 血道转移（晚期，多见于肝、肺、骨、肾、肾上腺及胰腺等）。

（四）结局

鼻咽癌早期症状不明显，确诊时常为中、晚期，治愈率低；治疗以放疗为主（低分化鳞癌和泡状核细胞癌敏感，但易复发）。

二、喉癌

喉癌（laryngeal carcinoma）是上呼吸道常见的恶性肿瘤，90%以上为男性。吸烟、酗酒及环境污染是危险因素。声嘶（声带癌）是常见的早期症状。

（一）病理变化

1. 喉癌按解剖部位分为　① 声带型（声带癌），最常见；

② 声门上型；③ 跨声门型，易发生淋巴结转移；④ 声带下型。

2. 组织学类型如下：

鳞癌（95%~98%）						腺癌 (2%)
原位癌	早期浸润癌	浸润癌				
		浸润癌			疣状癌	
		低分化	高分化	中分化		
局限于上皮内，未突破基底膜	部分癌组织突破基底膜，在固有膜内形成癌巢	多见，可见细胞间桥、细胞角化和角化珠	细胞恶性程度介于高、低分化之间	细胞异型性大，常以梭形细胞为主，弥散分布，似肉瘤结构	少见，属于高分化鳞癌，癌组织形成疣状突起，镜下为乳头状结构	少见

（二）扩散途径

① 黏膜下浸润：向前破坏甲状软骨、颈前软组织、甲状腺，向后累及食管，向下累及气管；② 晚期可转移：沿淋巴道累及颈部淋巴结，沿血道转移至肺、骨、肝、肾等。

三、肺癌

肺癌（carcinoma of the lung）是最常见的恶性肿瘤之一，90%发生于40岁以上，男性略多于女性。

（一）病因

吸烟、空气污染、职业因素等是肺癌的主要危险因素，这些因素可作用于基因，引发的基因改变导致细胞癌变，如癌基因 *c-myc* 和 *k-ras*，抑癌基因 p53 等。

(二) 病理变化

1. 大体类型

	中央型（肺门型）	周围型	弥漫型
起源	主支气管或叶支气管	肺段或其远端支气管	末梢肺组织
	病变累及支气管并破坏管壁向周围肺组织浸润，在肺门形成包饶支气管的巨大包块	肺周边近肺膜处形成孤立的结节状或球状癌结节，直径2～8cm，与支气管关系不明显	沿肺泡管或肺泡弥漫生长，可形成多个粟粒大小的结节布满一个肺叶；或者形成大小不等的结节散布于多个肺叶
比例	60%～70%	30%～40%	2%～5%

早期肺癌：按起始部位分为中央型（段支气管以上）和周围型（小支气管）。中央型局限于管壁内生长，不突破基底膜，未侵及肺实质，无局部淋巴结转移；周围型指肺组织内癌结节直径小于2cm，无局部淋巴结转移。

隐性肺癌：指肺内无明显肿块，影像学检查阴性，痰细胞学检查阳性，手术切除后病理确诊为支气管黏膜原位癌或早期浸润癌，无淋巴结转移。

2. 组织学类型

	鳞癌	腺癌	腺鳞癌	小细胞癌	大细胞癌	肉瘤样癌
比例	60%以上	仅次于鳞癌	10%	10%～20%	15%～20%	少见
患者分布	中老年，有吸烟史	女性多见		中老年，男性多见，与吸烟相关		

续表

	鳞癌	腺癌	腺鳞癌	小细胞癌	大细胞癌	肉瘤样癌
	多为中央型、分高(有角化珠及细胞间桥)、中(无角化珠,有细胞间桥)、低(无角化珠及细胞间桥)分化鳞癌	多为周围型,常累及肺膜,常伴纤维化和瘢痕形成。高分化者:形成腺样结构,肺泡轮廓保留;中分化者:有腺管或乳头形成及黏液分泌;低分化者:无腺样结构,呈实心条索样,分泌少见	癌组织中有腺癌和鳞癌两种成分	具有神经内分泌的特点,恶性程度最高,多为中央型,镜下:癌细胞小,呈圆形(似淋巴细胞)或梭形(细胞质少,似裸核),弥漫分布或片状、条索状分布,也可形成假菊形团结构	多发生于大支气管,镜下:癌组织呈实性、片状或弥漫分布,癌细胞体积大,胞质丰富,核染色深,异型性明显,核分裂象多见	高度恶性,癌组织分化差

(三) 扩散途径

1. **直接蔓延** 中央型侵犯纵隔、心包或周围血管,或沿支气管向同侧或对侧蔓延;周围型可侵入胸壁。

2. **转移** 淋巴道转移早,首先转移至支气管旁、肺门淋巴结;血道转移常见于脑、肾上腺、骨等。

(四) 临床病理联系

肺癌的症状多样化,与患者的肿瘤部位、大小及扩散范围有关,侵及肺膜可有胸痛,侵入纵隔可导致颈、胸部静脉曲张。肺尖部肿瘤可引起病侧眼睑下垂、瞳孔缩小等交感神经麻痹症状等。神经内分泌型肺癌可引起副肿瘤综合征。

第七节 胸膜疾病

一、胸膜炎

胸膜炎多为肺部炎症的蔓延,按病因分为感染性胸膜炎和非感染性胸膜炎,根据渗出物的性质分为浆液性胸膜炎、纤维素性胸膜炎和化脓性胸膜炎。

	浆液性胸膜炎 (湿性胸膜炎)	纤维素性胸膜炎 (干性胸膜炎)	化脓性胸膜炎
病因	常见于肺炎、肺结核初期,或自身免疫病的局部表现	常见于肺炎、肺结核、尿毒症、风湿病和肺梗死	常继发于化脓性细菌引起的肺炎、肺脓肿,或血型播散引起
表现	呼吸困难	渗出物为纤维素伴中性粒细胞浸润,胸膜摩擦音、胸痛	脓胸

二、胸腔积液

胸腔积液(hydrothorax)为胸腔内液体积聚形成,性质为渗出液(炎症引起)或漏出液(非炎症,如心力衰竭、肿瘤等引起)。肺癌、肺结核或肺梗死可引起血性胸水。胸水的细胞学检查可以帮助诊断。

三、胸膜间皮瘤

胸膜间皮瘤(pleural mesothelioma)来源于被覆胸膜的间皮细胞。间皮细胞具有向上皮和纤维组织的双向分化能力,故间皮瘤也具有双向分化特征。肿瘤分良、恶性,恶性多见。

(一)良性胸膜间皮瘤

罕见,局限性生长,体积小,瘤体为有包膜的圆形肿块或分叶状,有蒂或广基性,与胸膜相连。

镜下：可呈双向性，成纤维样瘤细胞似纤维瘤样排列，部分为上皮样细胞形成乳头状、腺管状或实体结构。

（二）恶性胸膜间皮瘤

高度恶性，弥漫生长，与吸入石棉粉尘相关。

1. 大体　胸膜弥漫性多发性结节，结节界不清，色灰白，大小不等。

2. 镜下　可呈腺管乳头状型、肉瘤样型和混合型（双向型），以混合型最多见。

2）镜下：上皮增生、中性粒细胞和嗜酸性粒细胞浸润→浅表性溃疡→环状纤维化伴狭窄→Barrett 食管。

2. Barrett 食管　食管下端括约肌水平以上的一段远端食管出现胃黏膜柱状上皮化生。可继发溃疡或癌变（Barrett 食管腺癌）。

（1）病因和发病机制：主要病因是胃食管反流。Barrett 食管黏膜上皮的癌变与分子遗传学改变及遗传倾向有关。

（2）病理变化

1）大体：黏膜区橘红色、天鹅绒样改变，与正常食管黏膜相间，可继发有糜烂、溃疡、食管狭窄和裂孔疝。

2）光镜：黏膜由类似胃或小肠黏膜的上皮细胞和腺体所构成。上皮细胞兼有鳞状上皮和柱状上皮细胞的特征；腺体排列紊乱，扩张或萎缩，纤维化及炎症细胞浸润，黏膜肌层增厚。

Barrett 食管的并发症：消化性溃疡、狭窄、出血、非典型增生和腺癌。

二、食管狭窄、扩张与贲门弛缓不能

（一）食管狭窄

食管狭窄可分先天性与后天性两种。后天性狭窄的常见原因有：瘢痕性狭窄、肿瘤阻塞、外部压迫等。

（二）食管扩张

食管扩张可分为原发性和继发性两种。

1. 原发性扩张　分为广泛性扩张和局限性扩张。

（1）广泛性扩张：又称为巨大食管症（megaesophagus），为先天性、全段食管扩张。

（2）局限性扩张：又称憩室（diverticulum）。常分为真性膨出性憩室和假性牵引性憩室。

1）真性膨出性憩室：多因食管壁平滑肌层先天发育不良造成，多发生在咽食管交界处，多突出于后壁。

第九章

消化系统疾病

第一节 食管的炎症、狭窄与扩张

一、食管的炎症

(一) 急性食管炎

1. 单纯性卡他性炎 食入刺激性或高温食物引起。

2. 化脓性炎 多继发于食管憩室。后果:形成脓肿,造成蜂窝织炎,继发纵隔炎、胸膜炎与脓胸。

3. 坏死性食管炎 食管黏膜坏死及溃疡愈合后可引起瘢痕狭窄。

(二) 慢性食管炎

病理变化常呈现食管上皮局限性增生与角化不全,还可形成黏膜白斑。

1. 反流性食管炎(reflux esophagitis) 又称胃食管反流性疾病(gastroesophageal reflux disease, GERD),是由于胃液反流引起食管下部黏膜慢性炎性改变。临床上有反胃、胃灼热。

(1) 病因和发病机制:胃内容物逆流入食管下段,属于化学性因素引起的炎症。

(2) 病理变化

1) 大体:局部黏膜充血。

2）假性牵引性憩室：多因瘢痕性收缩牵拉造成，多发生于前壁。

2. 继发性扩张　食管狭窄部上方的扩张。

（三）贲门弛缓不能

贲门弛缓不能（achalasia）发生于食管的中下段及贲门。病因为 Auerbach 神经丛异常。临床表现为吞咽困难。

第二节　胃炎

胃炎（gastritis）是胃黏膜的炎性病变，分为急、慢性胃炎。

一、急性胃炎

病因多为理化因素及微生物感染，常见为以下四种：

	急性刺激性胃炎（单纯性胃炎）	急性出血性胃炎	腐蚀性胃炎	急性感染性胃炎
病因	暴饮暴食，刺激性食品、烈酒	服药不当酗酒、应激反应	吞服腐蚀性化学试剂	化脓菌经血液循环或胃外伤直接感染
表现	黏膜潮红、充血、水肿，有黏液附着或糜烂	黏膜急性出血、轻度糜烂，或多发性浅表溃疡	黏膜坏死溶解，甚至穿孔	急性蜂窝织炎性胃炎

二、慢性胃炎

慢性胃炎是胃黏膜的慢性非特异性炎症。

（一）病因和发病机制

① 幽门螺杆菌感染；② 长期慢性刺激；③ 十二指肠液反流；④ 自身免疫性损伤。

（二）类型及病理变化

分为以下四类：

1. **慢性浅表性胃炎（慢性单纯性胃炎）** 胃窦多见，呈多灶性或弥漫状。

(1) 胃镜：黏膜充血、水肿伴点状糜烂。

(2) 镜下：累及黏膜浅层，黏膜层充血、水肿、上皮坏死脱落，固有层淋巴细胞、浆细胞浸润。

2. **慢性萎缩性胃炎**

(1) 特点：胃黏膜萎缩变薄，腺体数量减少＋肠化，固有层淋巴细胞、浆细胞浸润。

(2) 分型：① A型（自身免疫性），罕见，常伴恶性贫血，好发于胃体、胃底；② B型（单纯性萎缩性），常见，无恶性贫血，好发于胃窦。

(3) 镜下

1) 黏膜层：薄，腺体小、少，胃小凹变浅；

2) 固有层：淋巴细胞、浆细胞浸润；

3) 黏膜内纤维组织增生；

4) 腺上皮化生：肠上皮化生是指胃黏膜上皮被肠型腺上皮代替，出现杯状细胞、吸收上皮细胞和潘氏细胞等。不完全性大肠型化生与肠型胃癌相关。假幽门腺化生指胃底或体区腺体的主、壁细胞消失，代之以黏液分泌细胞。

(4) 临床病理联系：① 胃黏膜萎缩→食欲下降、上腹不适或疼痛、消化不良；② A型易发生恶性贫血；③ 肠化→癌变。

3. **慢性肥厚性胃炎** 又称巨大肥厚性胃炎。

(1) 好发部位：胃底、胃体。

(2) 胃镜：黏膜皱襞呈脑回状，黏膜皱襞上有隆起结节，黏膜隆起常伴糜烂。

(3) 镜下：腺体肥大增生，腺管延长，黏液分泌细胞增多。

4. **疣状胃炎**

(1) 好发部位：胃窦。

(2) 特征表现：胃黏膜多发疣状突起病灶，病灶中心凹陷。

(3) 镜下：凹陷处黏膜上皮坏死脱落，伴急性炎性渗出。

第三节　消化性溃疡

消化性溃疡（peptic ulcer disease）是以胃、十二指肠黏膜形成慢性溃疡为特征的常见病。特点有① 反复发作，慢性经过；② 十二指肠溃疡（70%）＞胃溃疡（25%）＞复合性（5%）；③ 临床表现：周期性上腹疼痛、反酸、嗳气。

(一) 病因和发病机制

① 幽门螺杆菌感染；② 黏膜抗消化能力下降：非固醇类抗炎药、吸烟；③ 胃液消化作用：高胃酸分泌、十二指肠梗阻；④ 神经内分泌失调；⑤ 遗传易感性。

(二) 病理变化

1. 好发部位　胃溃疡——胃小弯近幽门（胃窦多见），直径＜2cm；十二指肠溃疡——球部前/后壁，直径＜1cm。

2. 大体　圆形/椭圆形（多为一个）；边缘整齐，底部平坦，深浅不一；切面呈斜漏斗状；周边黏膜皱襞常向溃疡处集中，呈放射状。

3. 镜下　溃疡底部从内到外可分四层：

(1) 炎性渗出物层（最表层）：白细胞＋纤维素。

(2) 坏死层：坏死细胞碎片。

(3) 肉芽组织层（新鲜）。

(4) 瘢痕层（陈旧肉芽组织）：底部有增殖性动脉内膜炎、神经变性等。

(三) 结局和并发症

1. 愈合　渗出，坏死物吸收、排出，肉芽增生填补，周围上皮再生。

2. 并发症 出血、穿孔、幽门狭窄、癌变。

(四) 临床病理联系

1. 上腹痛 周期性。胃溃疡疼痛——餐后痛，下次餐前消失；十二指肠溃疡——空腹痛，进餐后缓解。

2. 反酸、嗳气。

第四节 阑尾炎

阑尾炎（appendicitis）的主要临床表现为转移性右下腹疼痛，常分为急性和慢性两种。

一、病因和发病机制

细菌感染和阑尾腔阻塞是阑尾炎发病的两个主要因素。

二、病理变化

（一）急性阑尾炎

有三种主要类型：

1. 急性单纯性阑尾炎 早期病变。

（1）病变部位：黏膜或黏膜下层。

（2）大体：阑尾轻度肿胀，浆膜面充血，失去光泽。

（3）镜下：黏膜上皮可见一或多个缺损，中性粒细胞浸润和纤维素渗出，黏膜下各层炎性水肿。

2. 急性蜂窝织炎性阑尾炎 或称急性化脓性阑尾炎，常为单纯阑尾炎的进展。

（1）大体：阑尾显著肿胀，浆膜高度充血，表面覆以纤维素性渗出物。

（2）镜下：炎性病变直达肌层及浆膜层。各层大量中性粒细胞浸润，伴炎性水肿及纤维素渗出，浆膜面覆脓苔（中性粒细胞浸润和纤维素渗出）。

3. 急性坏疽性阑尾炎 重型，阑尾暗红色或黑色，常伴穿孔，进而引起弥漫性腹膜炎或阑尾周围脓肿。

结局及并发症：预后良好，少数发生并发症或转变为慢性阑尾炎。并发症有急性弥漫性腹膜炎、阑尾周围脓肿、肝脓肿、假黏液瘤。

（二）慢性阑尾炎

急性阑尾炎转变而来（多）或开始即呈慢性经过。主要病变：阑尾壁不同程度的纤维化及慢性炎细胞浸润等。慢性阑尾炎可急性发作。

第五节　炎症性肠病

炎症性肠病大都病因不明，在病理学上无特异性变化。

一、局限性肠炎

局限性肠炎（regional enteritis）又称 Crohn 病。病变部位：回肠末端（多）、结肠、回肠近端和空肠等。临床主要表现为腹痛、腹泻、肠穿孔及肠梗阻，还可出现肠外免疫性疾病。癌变率明显小于溃疡性结肠炎。

（一）病因和发病机制

病因不明，常伴有免疫异常。

（二）病理变化

1. 大体　节段性（与正常黏膜相间），肠壁变厚、变硬，铺路石样：黏膜高度水肿，皱襞块状增厚，纵行溃疡，可伴肠穿孔及瘘管形成，肠壁易粘连。

2. 镜下　病变复杂，裂隙状溃疡：表面——被覆坏死组织，下方——穿壁性慢性炎症，淋巴组织增生（淋巴滤泡形成）；结核样肉芽肿（无干酪样坏死）；淋巴管扩张。

二、慢性溃疡性结肠炎

慢性溃疡性结肠炎（chronic ulcerative colitis，CUC）累及结肠各段、回肠（少见），常伴肠外免疫性疾病。

(一) 病因和发病机制

病因不明，多认为是一种自身免疫病。

(二) 病理变化

1. 大体　黏膜充血、出血，隐窝脓肿→表浅小溃疡→溃疡融合形成窦道→大片坏死及巨大溃疡，假息肉→结肠周围脓肿、腹膜炎。

2. 镜下　隐窝小脓肿，黏膜及黏膜下层急慢性炎细胞浸润→广泛溃疡，溃疡底部急性血管炎，边缘肠黏膜上皮不典型增生→肠壁有大量纤维组织增生。

(三) 并发症

并发症有结肠周围脓肿、腹膜炎、结肠癌、急性中毒性巨结肠。

三、急性出血性坏死性肠炎

急性出血性坏死性肠炎（acute hemorrhagic enteritis, AHE）即坏死性肠炎，为儿科急症。特点：小肠急性出血坏死性炎症。临床主要表现为腹痛、便血、发热、呕吐、腹泻等，重者可引起休克致死。

(一) 病因和发病机制

原因不明，可能为非特异性感染引起的激烈的变态反应（Schwartzman 反应）性疾病。

(二) 病理变化

1. 大体　空肠及回肠多见，节段性分布，界清，肠壁出血、坏死、增厚。

2. 镜下　黏膜表面常被覆假膜，黏膜下层广泛出血、严重水肿及炎细胞浸润，肌层平滑肌纤维断裂、坏死。可继发溃疡、穿孔。

四、菌群失调性肠炎

即抗生素性肠炎，多因长期使用广谱抗生素造成肠道菌群失调所致。

几种非特异性肠炎的临床病理特点如下：

	急性出血性坏死性肠炎	局限性肠炎（Crohn病）	慢性溃疡性结肠炎	菌群失调性肠炎
常见人群	小儿	20～30岁青年	30岁以上	各年龄
主要部位	小肠	回肠末端	结肠	肠道各段
肉眼	节段性出血、坏死	水肿、增厚、变硬，块状分布，状如卵石	溃疡伴假息肉形成	假膜形成
镜下	肠壁出血、坏死	坏死性肉芽肿性炎累及肠壁全层	慢性溃疡性炎性病变	纤维素渗出、黏膜坏死
临床	急性经过，便血、休克	慢性腹部包块、肠瘘、肠梗阻	经过缓慢，可合并肠癌	长期使用广谱抗生素造成的并发症

第六节　病毒性肝炎

病毒性肝炎（viral hepatitis）是指由肝炎病毒引起的以肝实质细胞变性、坏死为主要病变的传染病。肝炎病毒有甲型（HAV）、乙型（HBV）、丙型（HCV）、丁型（HDV）、戊型（HEV）及庚型（HGV）六种。以下为各型肝炎病毒及其相应肝炎的特点：

肝炎病毒型	病毒大小、性质	潜伏期（周）	传染途径	转成慢性肝炎	暴发型肝炎
HAV	27nm，单链RNA	2～6	肠道	无	0.1%～0.4%
HBV	43nm，DNA	4～26	密切接触、输血、注射	5%～10%	<1%
HCV	30～60nm，单链RNA	2～26	同上	>70%	极少

续表

肝炎病毒型	病毒大小、性质	潜伏期（周）	传染途径	转成慢性肝炎	暴发型肝炎
HDV	缺陷性RNA	4～7	同上	共同感染<5%，重叠感染80%	共同感染3%～4%，重叠感染7%～10%
HEV	32～34nm，单链RNA	2～8	肠道	无	合并妊娠20%
HGV	单链RNA	不详	输血、注射	无	不详

（一）病因和发病机制

病因为肝炎病毒感染。发病机制比较复杂，与机体的免疫状态密切相关。

（二）基本病理变化

各型病毒性肝炎病变基本相同，以肝细胞的变性、坏死为主，伴有炎细胞浸润、肝细胞再生和间质纤维组织增生。病变包括：

1. 肝细胞变性坏死

（1）肝细胞变性（两种类型）

1）细胞水肿：最常见。光镜，肝细胞肿大，胞质疏松化→肝细胞气球样变。电镜，内质网扩张，线粒体肿胀，溶酶体增多。

2）嗜酸性变：仅累及单个或数个肝细胞。光镜，肝细胞体积变小，胞质嗜酸性增强，核染色深。

（2）肝细胞坏死（两种类型）

1）嗜酸性坏死：嗜酸性变发展而来，形成深红色浓染的嗜酸性小体，属细胞凋亡。

2）溶解性坏死：细胞水肿发展而来，不同类型的病毒性肝炎坏死的范围和分布不同，可分为：

	点状坏死	碎片状坏死	桥接坏死	大片坏死
范围	单个或数个肝细胞	界板肝细胞的灶性坏死	中央静脉与汇管区之间，两个汇管区之间，两个中央静脉之间	几乎累及整个肝小叶
发生	急性普通型肝炎	慢性肝炎	慢性肝炎	重型肝炎

2. **炎症细胞浸润** 主要为<u>淋巴细胞</u>和<u>单核细胞</u>呈散在性或灶状浸润于肝小叶内或汇管区。

3. **肝细胞再生** 再生的肝细胞体积大，胞质嗜碱性，核大且深染，可有双核；沿原有的网状支架排列或团块状排列（结节状再生）。

4. **间质反应性增生和小胆管增生** 间质反应性增生包括① Kupffer 细胞增生；② 间叶细胞和成纤维细胞增生。<u>小胆管增生</u>见于慢性且坏死较严重的病例。

5. **纤维化** 纤维化不断进展，最终形成肝硬化。

（三）临床病理类型

1. **普通型病毒肝炎** 分急性及慢性两种。

	急性（普通型）肝炎		慢性（普通型）肝炎		
特点	常见		病程持续半年以上		
分型	黄疸型	无黄疸型	轻度	中度	重度
病理变化	大体：肝大、质软、表面光滑；镜下：肝细胞广泛变性（细胞水肿为主）、轻微坏死（点状坏死与嗜酸性小体）；轻度炎细胞浸润；黄疸型可见毛细胆管内淤胆和胆栓形成		点状坏死、轻度碎片状坏死（偶见）、汇管区慢性炎细胞浸润，少量纤维组织增生，肝结构清楚	中度碎片状坏死、<u>桥接坏死</u>，小叶内有纤维间隔形成（但结构尚在）	重度碎片状坏死、大范围的桥接坏死，肝细胞不规则再生，纤维间隔分割肝小叶

续表

	急性（普通型）肝炎	慢性（普通型）肝炎
结局	慢性肝炎（乙型肝炎：5%～10%、丙型肝炎：70%）	肝硬化、重型肝炎

2. 重型病毒性肝炎

	急性	亚急性
大体	体积明显缩小，被膜皱缩，质软，切面呈黄色或红褐色，部分区域红黄相间	肝体积缩小，被膜皱缩，质地软硬不一，切面呈红褐色或土黄色（坏死区）、黄绿色（再生结节）
镜下	弥漫性大片坏死，肝窦扩张、充血、出血，Kupffer细胞增生肥大，大量炎细胞浸润，后期网状支架塌陷，无再生现象	肝细胞大片坏死，伴结节状肝细胞再生，大量炎细胞浸润
临床病理联系	肝细胞性黄疸、出血、肝衰竭、肝肾综合征	
结局	死亡（多见）、亚急性重型肝炎	坏死后性肝硬化（多见）、停止发展

第七节　酒精性肝病

酒精性肝病（alcoholic liver disease）为慢性酒精中毒的主要表现之一。

（一）病理变化

主要引起肝的以下三种损伤：

1. 脂肪肝　最常见的肝病变是脂肪变性。大体：肝大而软，黄色。镜下：多累及小叶中央区，肝细胞肿大变圆，内含脂滴，胞核偏一侧；可见肝细胞水样变性。单纯的脂肪肝常无症状。

2. 酒精性肝炎　常出现三种病变，即肝细胞脂肪变性、酒精透明小体（alcoholic hyaline，AH）形成和灶状肝细胞坏死伴中性粒细胞浸润。

3. 酒精性肝硬化　一般由脂肪肝和酒精性肝炎进展而来。肝细胞发生坏死，引起纤维化，肝小叶的正常结构被分割破坏，发展成假小叶。

（二）发病机制

肝是酒精代谢、降解的主要场所。酒精的代谢产物乙醛、乙酸以及代谢过程中对辅酶平衡的影响都会对肝造成损伤。

第八节　肝硬化

肝硬化（liver cirrhosis）是由肝细胞弥漫性变性、坏死、纤维组织增生和肝细胞结节状再生，这三种病变反复交错进行导致肝变形、变硬的一种慢性肝病。晚期患者临床常表现有不同程度的门静脉压力升高和肝功能障碍。国际上将肝硬化分为大结节型、小结节型、大小结节混合型及不全分割型四型，我国分为门脉性、坏死后性和胆汁性三种。

一、门脉性肝硬化

最常见，相当于小结节型肝硬化。

（一）病因和发病机制

1. 病因　① 病毒性肝炎；② 慢性酒精中毒；③ 营养不良；④ 有毒物质的损伤作用等。

2. 发病机制　上述各种因素引起肝细胞弥漫性损害，广泛胶原纤维增生→再生肝细胞形成不规则的再生结节，胶原纤维分割肝小叶，并包绕肝细胞团形成假小叶→反复进行，导致肝内血液循环改建和肝功能障碍而形成肝硬化。

（二）病理变化

1. 大体　早期肝体积正常或稍大、重量增加、质地正常或稍硬；晚期肝体积缩小、重量减轻、硬度增加，表面和切面呈弥漫小结节（结节大小相仿，直径 0.15～0.5cm），肝被膜增厚，切面见岛屿状结构，周围有纤维组织条索包绕。

2. 镜下　① 假小叶：原来的肝小叶被广泛增生的纤维组织分割并包绕，形成大小不等的圆形或类圆形的肝细胞团。假小叶内的肝细胞排列紊乱，可变性、坏死及再生；中央静脉缺如、偏位或两个以上。也可见再生的肝细胞结节：肝细胞排列紊乱，体积大，核大而深染，或有双核。② 包绕假小叶的纤维间隔宽窄一致，内有淋巴细胞和单核细胞浸润，小胆管增生。

（三）临床病理联系

1. 门脉高压症　原因有：① 窦性阻塞；② 窦后性阻塞；③ 窦前性阻塞。主要临床表现如下：

(1) 慢性淤血性脾大。

(2) 腹水：原因有毛细血管流体静压升高、低蛋白血症、肝功能障碍。

(3) 侧支循环形成：并发症有大出血（胃底与食管下段静脉丛曲张）、痔核（直肠静脉丛曲张）、"海蛇头"现象（脐周浅静脉高度扩张）。

(4) 胃肠淤血、水肿。

2. 肝功能障碍　主要表现为：

(1) 蛋白质合成障碍。

(2) 出血倾向。

(3) 胆色素代谢障碍：黄疸。

(4) 对激素的灭活作用减弱：男性乳房发育或蜘蛛痣。

(5) 肝性脑病（肝昏迷）。

二、坏死后性肝硬化

相当于大结节型和大小结节混合型肝硬化，是在肝细胞发生大片坏死的基础上形成的。

（一）病因和发病机制

① 病毒性肝炎；② 药物及化学物质中毒。

（二）病理变化

1. 大体 肝缩小、变硬，变形明显，结节大小悬殊，切面纤维结缔组织间隔宽、厚薄不均。

2. 镜下 假小叶形态大小不一；假小叶内的肝细胞有不同程度的变性、坏死；纤维间隔较宽，其内有多量炎细胞浸润及小胆管增生。

（三）结局

肝功能障碍出现较早，门脉高压症较轻且出现晚，可癌变。

三、胆汁性肝硬化

少见，相当于不全分割型，由于胆管阻塞、胆汁淤积引起，分原发性和继发性两种。原发性胆汁性肝硬化：少见，可能与自身免疫反应有关；继发性胆汁性肝硬化：与长期肝外胆管阻塞和胆道上行性感染两种因素有关。

1. 大体 肝略缩小、质稍硬，表面较光滑呈细小结节状，颜色呈深绿色或绿褐色。

2. 镜下 ① 原发性：胆管上皮细胞水肿、坏死，淋巴细胞浸润→结缔组织增生、假小叶呈不完全分割型。② 继发性：肝细胞明显淤胆、变性坏死（羽毛状坏死），假小叶被不完全分割包绕。

第九节 肝代谢性疾病与循环障碍

一、肝代谢性疾病

（一）肝豆状核变性

又称威尔逊病（Wilson disease），为第 13 号染色体相关的隐性遗传病，患者多为儿童及青少年。特点：铜代谢障碍，累及肝（首先）、中枢神经系统、角膜（绿褐色 Kayser-Fleischer 环）。

肝病变：肝细胞内脂褐素、铜结合蛋白、铁等沉着，可伴急、慢性肝炎及肝硬化等病变。中枢神经系统病变：纹状体、丘脑及苍白球最显著。

（二）含铁血黄素沉积症

指肝组织内有可染性铁的色素沉着。原因：大量红细胞破坏、血红蛋白分解（如慢性溶血性贫血）。部位：肝细胞（主要）、Kupffer 细胞（因输血引起者沉着明显）。

血色素沉着病是一种先天性铁代谢异常的全身性疾病，表现为肝内重度含铁血黄素沉积，全肝呈铁锈色，后期伴有肝纤维化或肝硬化。

（三）糖原沉积症

为先天性常染色体隐性遗传所引起的组织内糖原沉积（质的异常和量的增多）。主要累及肝、心、肾及肌组织。

大体：肝大（3倍以上），颜色变淡；镜下：肝细胞肿大，胞质淡染；PAS染色可见肝细胞内糖原颗粒。后期伴有肝纤维化或肝硬化。

（四）类脂质沉积症

是指先天缺陷性脂质代谢障碍所致的组织内类脂质（糖脂、磷脂及胆固醇）增多并沉积。

1. 糖脂沉积症　可分别引起脑苷脂沉积症（如戈谢病）和神经节苷脂沉积症。戈谢（Gaucher）病主要累及单核吞噬细胞系统（肝、脾、淋巴结及骨髓），常发生在婴儿，主要病变为肝、脾大。镜下：大量高度胀大的载脂巨噬细胞聚集，有的胞质呈泡沫状，有的胞质出现红染条纹（戈谢细胞）。

2. 磷脂沉积症　又称尼曼-皮克（Niemann-Pick）病或称神经磷脂沉积症。主要累及肝、脾、骨髓及淋巴结等器官，在儿童也侵犯神经系统。主要病变为肝大，镜下见大量Kupffer细胞和巨噬细胞聚集。Pick细胞：细胞肿大，胞质呈泡沫状，核小居中。电镜下见Pick细胞内充满年轮样层状排列的球形包涵体。

二、肝血管循环障碍

（一）门静脉阻塞

少见，多由肝、胰疾病引起，可表现为完全而广泛阻塞（少见）、一支或多支阻塞（Zahn梗死）。

Zahn梗死又称萎缩性红色梗死，非真性梗死，而是局部肝淤血。病变区呈圆形或长方形，暗红色，界清；镜下为肝小叶中央区淤血、出血，局部肝细胞萎缩、坏死或消失。

（二）肝静脉阻塞

分两类：肝静脉干至下腔静脉的阻塞（Budd-Chiari综合征）、肝内肝静脉小分支阻塞（肝小静脉闭塞症）。

Budd-Chiari综合征的病理变化主要为肝淤血及出血，肝细胞萎缩、变性、坏死。

第十节　胆囊炎与胆石症

一、胆囊炎

（一）病因

细菌感染、胆汁淤滞，累及胆囊者称胆囊炎（cholecystitis），累及胆管者称为胆管炎（cholangitis）。

（二）病理变化

1. 急性炎症　黏膜充血水肿，上皮细胞变性、坏死脱落，管壁中性粒细胞浸润。发生在胆囊者可表现为卡他性胆囊炎、蜂窝织炎性胆囊炎及坏疽性胆囊炎，发生穿孔时引起胆汁性腹膜炎。

2. 慢性炎症　黏膜萎缩，各层组织中均有淋巴细胞、单核细胞浸润和纤维化。

二、胆石症

胆石症(cholelithiasis)是胆汁的某些成分(胆色素、胆固醇、黏液物质及钙等)析出、凝集而形成结石,可表现为胆管结石、胆囊结石。

(一) 病因和发病机制

① 胆汁理化性状的改变;② 胆汁淤滞;③ 感染。

(二) 胆石的种类和特点

1. 色素性胆石 多个,泥沙样及沙砾状,多见于胆管。
2. 胆固醇性胆石 单个,体积较大,多见于胆囊。
3. 混合性胆石 两种以上成分构成(胆红素为主多见),大小、数目不等,多面体,多种颜色,切面成层,多发生于胆囊或较大胆管。

第十一节 胰腺炎

胰腺炎(pancreatitis)是各种原因引起胰腺酶的异常激活导致胰腺自身消化所造成的胰腺炎性疾病。

一、急性胰腺炎

特点:好发于中年男性、暴饮暴食或胆道疾病。

(一) 病理类型及其病变特点

1. 急性水肿性(间质性)胰腺炎 多见。

(1) 部位:胰尾。

(2) 大体:胰腺肿大、变硬。

(3) 镜下:间质充血、水肿,中性粒细胞及单核细胞浸润,局限性脂肪坏死。

2. 急性出血性胰腺炎

(1) 特征:广泛出血坏死。

(2) 大体:胰腺肿大、质软、暗红色,分叶结构消失;胰腺、大网膜及肠系膜等处可见黄白色斑点或小灶状脂肪坏死。

(3) 镜下：胰腺组织大片凝固性坏死，细胞结构不清，间质小血管壁坏死（引起出血），周围轻度炎细胞浸润。

(二) 临床病理联系

① 休克；② 腹膜炎；③ 酶的改变（淀粉酶及脂酶）；④ 血清离子改变（低钙、低钾、低钠）。

二、慢性胰腺炎

1. 病因　急性胰腺炎转变、慢性酒精中毒，可伴有胆道系统疾病或糖尿病。

2. 大体　胰腺结节状萎缩，质硬，切面弥漫性纤维化，胰管扩张，偶可见胰腺灶状坏死或假性囊肿形成。

3. 镜下　广泛纤维化，腺泡和胰腺组织萎缩、消失，间质有淋巴细胞、浆细胞浸润。

第十二节　消化系统常见肿瘤

一、食管癌

食管癌（carcinoma of esophagus）是食管黏膜上皮或腺体发生的恶性肿瘤。发病具有地域性，男性发病率较高，发病年龄多在40岁以上，临床上主要表现为吞咽困难。

(一) 病因

相关因素有：① 饮食习惯（过热、过硬、亚硝酸盐）；② 环境因素（钼缺乏）；③ 遗传因素。

(二) 病理变化

食管癌好发于三个生理性狭窄部，发生率依次为中段、下段、上段。

1. 早期癌　临床无明显症状。病变局限，多为原位癌或黏膜内癌，未侵犯肌层，无淋巴结转移。

(1) 大体：黏膜轻度糜烂，钡餐检查仅见管壁轻度局限性僵硬或正常。

（2）镜下：鳞状细胞癌。

2. 中晚期癌　出现吞咽困难。

（1）大体：分为以下四型

1）髓质型：最多见，壁内浸润性生长，管壁增厚、管腔变小；切面质软，似脑髓，色白；表面浅溃疡。累及食管全周或大部。

2）蕈伞型：扁圆形肿块，表面有浅溃疡。累及食管全周或大部。

3）溃疡型：表面有深溃疡，深达肌层，底部凹凸不平。多浸润食管管周的一部分。

4）缩窄型：质硬，有明显的结缔组织增生，浸润食管全周。

（2）镜下：90%以上为鳞状细胞癌，腺癌次之，偶见腺棘皮癌及燕麦小细胞癌等。

Barrett食管腺癌由Barrett食管恶变而来。近年来，白种人发病呈明显上升趋势。

（三）扩散

1. 直接蔓延

2. 转移

（1）淋巴道转移：① 上段——颈和上纵隔淋巴结；② 中段——食管旁或肺门淋巴结；③ 下段——食管旁、贲门旁及腹腔上部淋巴结。

（2）血道转移：晚期，常转移至肝、肺。

（四）临床病理联系

早期症状不明显，中晚期吞咽困难，甚至不能进食，最终导致恶病质、全身衰竭。

二、胃癌

胃癌（carcinoma of stomach）是胃黏膜上皮和腺上皮发生的恶性肿瘤。好发年龄在40～60岁，男多于女。好发于胃窦部小弯侧。

（一）病因

可能与下述因素有关：① 地理分布；② 饮食习惯；③ 幽门螺杆菌感染；④ 慢性胃疾病。

（二）病理变化

分早期胃癌与中晚期胃癌。

1. 早期胃癌　指癌组织浸润仅限于黏膜层或黏膜下层，不论有无淋巴结转移。包括微小癌（小于0.5cm）、小胃癌（0.6～1.0cm）、一点癌（内镜活检确诊为癌，手术切除标本经节段性连续切片均未发现癌）。

（1）大体：分为以下三种类型

1）隆起型：少见，黏膜面明显隆起或呈息肉状。

2）表浅型：肿瘤扁平。

3）凹陷型：多见，溃疡形成。

（2）镜下：原位癌及高分化管状腺癌多见，其次为乳头状腺癌，少见未分化癌。

2. 中晚期胃癌（进展期胃癌）　癌组织浸润超过黏膜下层或浸润胃壁全层。

（1）大体：分为以下三种类型

1）息肉型或蕈伞型：黏膜表面生长，呈息肉状或蕈伞状。

2）溃疡型：癌组织坏死形成溃疡，溃疡大，界不清，呈皿状、火山口状。

	良性溃疡（胃溃疡）	恶性溃疡（溃疡型胃癌）
外形	圆形或椭圆形	不整形，皿状或火山口状
大小	直径一般<2cm	直径常>2cm
深度	较深	较浅
边缘	整齐，不隆起	不整齐，隆起
底部	较平坦	凹凸不平，有坏死，出血明显
周围黏膜	黏膜皱襞向溃疡集中	黏膜皱襞中断，呈结节状肥厚

3）浸润型：局限性或弥漫性浸润，界不清，黏膜皱襞消失；如为弥漫性浸润，可导致"革囊胃"。

胶样癌：癌细胞分泌大量黏液使癌组织呈半透明的胶冻状。

（2）镜下：主要为腺癌（管状腺癌与黏液癌），少数为腺棘皮癌或鳞状细胞癌（贲门部）。可两种以上同时存在。

（三）扩散

1. 直接蔓延　肝、大网膜。

2. 转移

（1）淋巴道转移：主要途径，首先转移到局部淋巴结（幽门下胃小弯），进一步转移至腹主动脉旁淋巴结、肝门或肠系膜根部淋巴结，晚期可转移至左锁骨上淋巴结（Virchow信号结）。

（2）血道转移：晚期，常转移至肝，也可转移到肺、脑、骨等。

（3）种植性转移：胃癌特别是胃黏液癌细胞浸润至胃浆膜表面时可脱落至腹腔，种植于腹腔及盆腔器官的浆膜上。女性常在双侧卵巢形成转移性黏液癌，称克鲁根勃（Krukenberg）瘤。

（四）胃癌的组织发生

1. 胃癌的细胞来源　主要发生自胃腺颈部和胃小凹底部的组织干细胞。

2. 肠上皮化生与癌变。

3. 非典型增生与癌变。

三、大肠癌

大肠癌（carcinoma of large intestine）是大肠黏膜上皮和腺体发生的恶性肿瘤，包括结肠癌与直肠癌。临床上患者常有贫血、消瘦、大便次数增多、黏液血便、腹痛、腹块或肠梗阻等表现。

(一) 病因和发病机制

1. 病因 包括：

(1) 饮食习惯：高营养而少纤维。

(2) 遗传因素：家族性腺瘤性息肉病、遗传性非息肉病性大肠癌。

(3) 伴有肠黏膜增生的慢性肠疾病。

(4) 大肠黏膜上皮逐步癌变的分子生物学基础：APC、c-myc、ras、p53、p16、DCC、MCC、DPC4、错配修复基因等。其中约90%的大肠癌中可见 c-myc 癌基因的过度表达。

2. 发病机制 目前认为主要有以下四种：

(1) 经腺瘤癌变。

(2) 锯齿状病变通路。

(3) 溃疡性结肠炎相关的大肠癌通路。

(4) 幼年性息肉病-癌途径。

(二) 病理变化

1. 好发部位 <u>直肠最多见（50%）</u>，其余依次为乙状结肠、盲肠及升结肠、横结肠、降结肠。

2. 大体形态 分以下四型：

(1) 隆起型：肿瘤呈息肉状或盘状突起，可伴浅表溃疡，高分化。

(2) 溃疡型：多见，肿瘤表面形成较深溃疡或呈火山口状。

(3) 浸润型：肠壁深层弥漫浸润，累及肠管全周，导致局部肠壁增厚、变硬，形成环状狭窄。

(4) 胶样型：肿瘤呈半透明、胶冻状，预后差。

大肠癌肉眼形态在左、右结肠略有不同。左侧大肠癌<u>浸润型</u>多见，易引起肠壁狭窄，早期出现梗阻症状；右侧结肠癌<u>隆起息肉型</u>多见。

3. 镜下组织学类型有 ① 乳头状腺癌，细乳头状，乳头内间质少;② 管状腺癌;③ 黏液腺癌或印戒细胞癌,以形成大片黏液湖为特点;④ 未分化癌;⑤ 腺鳞癌;⑥ 鳞状细胞癌。

大肠癌主要以高分化管状腺癌及乳头状腺癌多见,少数为未分化癌或鳞状细胞癌,后者常发生于直肠肛门附近。

(三) 分期与预后

分期	肿瘤生长范围	5年存活率(%)
A	肿瘤局限于黏膜层(重度上皮内瘤变)	100
B_1	肿瘤侵及肌层,未穿透,无淋巴结转移	67
B_2	肿瘤穿透肌层,但无淋巴结转移	54
C_1	肿瘤未穿透肌层,但有淋巴结转移	43
C_2	肿瘤穿透肠壁,并有淋巴结转移	22
D	有远隔脏器转移	极低

(四) 扩散

1. 直接蔓延　前列腺、膀胱及腹膜等处。

2. 转移

(1) 淋巴道转移。

(2) 血道转移:晚期转移至肝、肺、脑等。

(3) 种植性转移:播散到腹腔内形成种植性转移。

四、原发性肝癌

原发性肝癌(primary carcinoma of liver)是<u>肝细胞</u>或<u>肝内胆管上皮细胞</u>发生的恶性肿瘤。

(一) 病因

尚不清楚,相关因素如下:① 病毒性肝炎;② 肝硬化;③ 真菌及其毒素。

(二) 病理变化

1. 大体

(1) 早期肝癌(小肝癌):指单个癌结节最大直径$\leq 3cm$

或两个癌结节合计最大直径＜3cm 的原发性肝癌。形态特点：球形，界清，切面均一，无出血及坏死。

(2) 晚期肝癌：肝体积明显增大，重量显著增加，大体形态分以下三型

1) 巨块型：体积巨大，圆形，右叶多见；切面中心常有出血、坏死；周围有卫星状癌结节；不合并肝硬化。

2) 多结节型：常见，癌结节散在，圆形，大小不等，合并肝硬化。

3) 弥漫型：少见，弥散分布，结节不明显，常发生在肝硬化基础上。

2. 镜下　有以下几种组织类型：

(1) 肝细胞癌：多见，发生于肝细胞。高分化：癌细胞排列呈巢状，血管多，间质少；低分化：异型性明显，大小不一，形态各异。

(2) 胆管细胞癌：发生于肝内胆管上皮细胞，癌细胞呈腺管状排列，可分泌黏液，间质多，不并发肝硬化。

(3) 混合细胞型肝癌：最少见，癌组织中具有肝细胞癌及胆管细胞癌两种成分。

(三) 扩散

1. 肝内直接蔓延。

2. 淋巴道转移　转移至肝门淋巴结、上腹部淋巴结和腹膜后淋巴结。

3. 血道转移　晚期转移至肺、肾上腺、脑及肾等。

4. 种植性转移。

五、胰腺癌

胰腺癌（carcinoma of pancreas）为较少见的一种消化系统恶性肿瘤，约 90% 的患者出现 K-ras 基因点突变。此外，还可有 c-myc 过度表达及 p53 基因突变。

(一) 病理变化

胰腺癌可发生于胰腺的头、体、尾部或累及整个胰腺，尤

其常见于胰头部。

1. 大体　大小和形态不一，呈硬性结节突出于胰腺表面或埋藏于胰腺内，癌周组织常见硬化。

2. 镜下　常见组织学类型有导管腺癌、囊腺癌、黏液癌、实性癌，还可见未分化癌或多形性癌，少见类型有鳞状细胞癌或腺鳞癌。

（二）扩散及转移

胰头部癌早期蔓延至胆管、十二指肠，稍后转移至淋巴结；体尾部癌经门静脉肝内转移；侵入腹腔神经丛周淋巴间隙，可转移至肺、骨等处。体尾部癌常伴有多发性静脉血栓形成。

（三）临床病理联系

胰头癌：无痛性黄疸；体尾部癌：深部刺痛、腹水、脾大。此外，可见贫血、呕血、便秘等症状。

第十章

淋巴造血系统疾病

第一节 淋巴结的良性病变

淋巴结是机体重要的免疫器官,多种因素可引起淋巴结内的淋巴细胞、组织细胞和树突状细胞的增生,导致淋巴结肿大。淋巴结的增生是机体抗损伤免疫反应的具体表现。淋巴结的良性病变可分为三类:一是反应性淋巴结炎;二是淋巴结的各种特殊感染;三是原因不明的淋巴增生性疾病,如巨大淋巴结增殖症以及伴巨大淋巴结病的窦组织细胞增生症等。

一、反应性淋巴结炎

反应性淋巴结炎是淋巴结最常见的良性增生性病变。多种因素可引起,因其病理改变基本相似,故称为非特异性淋巴结炎,又可分为急性和慢性非特异性淋巴结炎。

(一)急性非特异性淋巴结炎

急性非特异性淋巴结炎常见于颈部,病原体可由发生感染的牙齿或扁桃体被引流入颈部淋巴结,或由四肢的感染而引流到腋窝及腹股沟区淋巴结。

1. 病理改变

(1) 大体:淋巴结肿胀,灰红色。

(2) 镜下:淋巴滤泡增生,生发中心扩大,有大量核分裂象。如果是化脓菌感染,滤泡生发中心可形成脓肿;感染不太严重时，可见中性粒细胞浸润，窦内皮细胞增生。

2. 临床表现 病变的淋巴结肿大，可产生局部疼痛。当有脓肿形成时，则有波动感，可穿破皮肤而形成窦道。

（二）慢性非特异性淋巴结炎

1. 病理改变 淋巴结可表现为淋巴滤泡增生、副皮质区淋巴增生和窦组织细胞增生等。

（1）淋巴滤泡增生：常由体液免疫反应的刺激而引起。淋巴滤泡的数量增加、大小不一，生发中心明显扩大，周围有小淋巴细胞围绕。淋巴滤泡增生易与滤泡性淋巴瘤相混淆。下列表现有助于淋巴滤泡增生的诊断：① 淋巴结结构保存，滤泡之间有正常的淋巴组织；② 生发中心细胞成分的多样性；③ 核分裂象多；④ 滤泡主要分布于皮质，其大小形态不一，含有核碎片的组织细胞散在分布于滤泡中；⑤ 外套层清晰。

（2）副皮质区淋巴增生：常见于活跃的病毒感染，其特征是淋巴结 T 细胞区的增生，可见活化的 T 免疫母细胞，细胞增大 3～4 倍，核圆形，染色质较粗，有数个核仁，中等量淡染的胞质，可见淋巴窦和血管内皮细胞增生。

（3）窦组织细胞增生：多见于肿瘤引流区的淋巴结，表现为窦腔明显扩张，窦组织细胞肥大。

2. 临床表现 常无明显症状，多发于腹股沟和腋下淋巴结。

二、淋巴结的特殊感染

其特点是：由特殊病原微生物引起；有特殊的病理形态学改变（如肉芽肿）；经特殊检测可找到相关的病原微生物，需要特殊药物的治疗。

（一）结核性淋巴结炎

结核性淋巴结炎是淋巴结最常见的特殊感染。淋巴结结核可单独存在或与原发病并存。临床上常表现为一组淋巴结肿大（颈部多见），肿大的淋巴结可互相融合成块，也可穿破皮肤形成经久不愈的窦道，常有液化的干酪样坏死物流出。组织学的基本病变是结核性肉芽肿性炎。

（二）淋巴结真菌感染

常见的真菌有曲菌、新型隐球菌和组织胞浆菌等。淋巴结的真菌感染常常是作为机体全身感染的一部分而存在的。临床上常表现为局部或全身淋巴结的轻度肿大。

（三）组织细胞坏死性淋巴结炎

组织细胞坏死性淋巴结炎与人类疱疹病毒的感染有关。年轻女性患者多见，可见颈部淋巴结轻度肿大。组织学表现为在淋巴结的副皮质区及被膜下有凝固性坏死，坏死灶及周边可有组织细胞（巨噬细胞）增生，不见中性粒细胞浸润，核分裂象易见。

（四）猫抓病

猫抓病是由立克次体感染引起的自限性淋巴结炎。90%的患者年龄在18岁以下。该病表现为局部淋巴结肿大，多数位于腋下和颈部。

病理变化：本病特征性病变为上皮样细胞形成肉芽肿，肉芽肿中央中性粒细胞聚集形成星形脓肿。脓肿外周有类上皮细胞增生，有时呈栅栏状排列，一般没有多核的朗汉斯巨细胞。

淋巴结的典型病变及有猫等宠物抓伤史和病原体皮肤敏感试验阳性者，可以确定诊断。

（五）传染性单核细胞增多症

传染性单核细胞增多症是青少年的一种急性自限性疾病。由嗜B淋巴细胞的EB病毒（疱疹病毒的一种）引起。

病理变化：病变常累及血液、淋巴结、脾、肝、中枢神经系统。多数淋巴细胞体积变大，出现异型性：胞质丰富，含有多个清亮空泡，核卵圆形，边缘锯齿状或皱褶状。B细胞出现反应性增生，滤泡增大。

脾：大多数病例出现脾大，可见大量的异型淋巴细浸润。

肝：异型淋巴细胞浸润汇管区和肝窦，肝小叶内可见点状或灶状坏死，其内可见淋巴细胞。

临床特点：典型的传染性单核细胞增多症表现为发热、喉痛、淋巴结肿大。多数患者可自愈，偶可出现肝功能不全。

第二节 淋巴组织肿瘤

一、概述

（一）淋巴组织肿瘤的概念

淋巴组织肿瘤（lymphoid neoplasms）指来源于淋巴细胞及其前体细胞的恶性肿瘤，包括淋巴瘤、淋巴细胞白血病、毛细胞白血病和浆细胞肿瘤等。

恶性淋巴瘤是指原发于淋巴结和结外淋巴组织的恶性肿瘤，简称淋巴瘤。可分为霍奇金淋巴瘤和非霍奇金淋巴瘤两大类。后者包括前体 B 细胞和 T 细胞肿瘤、成熟 B 细胞肿瘤、成熟 T 细胞和 NK 细胞肿瘤等，绝大多数为 B 细胞源性，其次为 T/NK 细胞源性，而组织细胞性肿瘤罕见。

（二）WHO 关于淋巴组织肿瘤的分类（见下页）

（三）淋巴细胞的分化与淋巴组织肿瘤

由肿瘤性祖细胞产生的所有子细胞具有相同的抗原受体，即单克隆性；而正常的免疫反应是多克隆性的。80%～85%的淋巴组织肿瘤是 B 细胞来源的，其余的多为 T 细胞来源。T 细胞标记：CD2、CD3、CD4、CD7 和 CD8；B 细胞标记：CD10、CD19、CD20 和表面 Ig；NK 细胞标记：CD16、CD56。

CD13、CD14、CD15 和 CD64 仅在髓样细胞表达（区别髓样肿瘤还是淋巴样肿瘤)。

WHO 关于淋巴组织肿瘤的分类

前体淋巴细胞肿瘤	成熟 T 和 NK 细胞肿瘤
B 淋巴母细胞白血病/淋巴瘤,非特殊类型 B 淋巴母细胞白血病/淋巴瘤伴重现性遗传学异常 T 淋巴母细胞白血病/淋巴瘤 **成熟 B 细胞肿瘤** 慢性淋巴细胞性白血病/小淋巴细胞淋巴瘤 B 细胞幼淋巴细胞白血病 脾边缘区淋巴瘤 毛细胞白血病 淋巴浆细胞性淋巴瘤 浆细胞肿瘤 结外边缘区黏膜相关淋巴组织淋巴瘤 淋巴结内边缘区淋巴瘤 滤泡性淋巴瘤 套细胞淋巴瘤 弥漫性大 B 细胞淋巴瘤,非特殊类型 浆母细胞淋巴瘤 Butkitt 淋巴瘤	T 细胞幼淋巴细胞白血病 侵袭性 NK 细胞白血病 成人 T 细胞白血病/淋巴瘤 结外 NK/T 细胞淋巴瘤,鼻型 皮下脂膜炎样 T 细胞淋巴瘤 蕈样霉菌病/Sezary 综合征 外周 T 细胞淋巴瘤,非特殊类型 血管免疫母细胞性 T 细胞淋巴瘤 ALK 阳性的间变性大细胞淋巴瘤 ALK 阴性的间变性大细胞淋巴瘤 **霍奇金淋巴瘤** 结节性淋巴细胞为主型霍奇金淋巴瘤 经典型霍奇金淋巴瘤 　结节硬化型 　混合细胞型 　富于淋巴细胞型 　淋巴细胞减少型

(四)淋巴组织肿瘤的临床分期

目前使用 Costwolds(1989)修改的临床分期。

二、霍奇金淋巴瘤

霍奇金淋巴瘤(Hodgkin lymphoma,HL)亦称霍奇金病

（Hodgkin disease，HD），是一个独特的淋巴瘤类型，有两个发病高峰：15～27岁和50岁前后。HL有以下特点：① 原发于淋巴结；② 独特的瘤巨细胞——R-S cell；③ 各种炎细胞浸润和纤维化；④ 后期可累及骨髓。

（一）病理改变

HL多发生于颈部和锁骨上淋巴结，首发症状是局部淋巴结的无痛性、进行性肿大。

1. 大体　淋巴结肿大、粘连、融合、变硬（纤维化），肿块呈结节状，切面灰白色呈鱼肉样。

2. 镜下　多种炎细胞浸润为背景，数量不等的、形态不一的肿瘤细胞（R-S细胞及其变异型细胞）散布其间。典型的R-S细胞（诊断性R-S细胞）：直径$15～45\mu m$，胞质丰富，略嗜酸或嗜碱性，双核或多核，核圆形或椭圆形，染色质沿核膜聚集，核仁醒目、嗜酸性。双核R-S细胞称"镜影细胞"，单核瘤巨细胞称霍奇金细胞。其他变异型R-S细胞：① 陷窝细胞；② LP细胞（亦称"爆米花"细胞）；③ 多核瘤巨细胞；④ R-S细胞凋亡后称干尸细胞。

（二）组织学分型

在WHO分类中，将HL分为五种亚型，其中结节硬化型、混合细胞型、富于淋巴细胞型和淋巴细胞消减型属经典霍奇金淋巴瘤，第五种是结节性淋巴细胞为主型。

1. 经典霍奇金淋巴瘤

(1) 结节硬化型（nodular sclerosis，NS）：好发于年轻女性，纵隔淋巴结常受累。特征有① 肿瘤细胞为陷窝细胞；② 粗大的胶原分隔淋巴结为大小不等的结节。多种细胞浸润背景中，肿瘤细胞散在分布。特征性的免疫表型是CD15＋、CD30＋、CD45－。

(2) 混合细胞型（mixed cellularity，MC）：占经典霍奇金淋巴瘤的20%～25%，男性多见，肿瘤细胞与各种炎细胞混合存在。诊断性 R-S 细胞及单核变异型均多见。免疫表型与 NS 相同，背景中的小淋巴细胞主要是 T 细胞。常伴 EB 病毒感染，预后较好。

（3）富于淋巴细胞型（lymphocyte-rich，LR）：少见，大量淋巴细胞存在，淋巴结弥漫受累。该型与结节性淋巴细胞为主型的主要区别是：该型常见单核或诊断性 R-S 细胞，以及特征性的 CD45－、CD20－、CD30＋和 CD15＋的免疫表型。可伴 EB 病毒感染，预后好。

（4）淋巴细胞减少型（lymphocyte depletion，LD）：最少见，病变组织中有极少量的淋巴细胞和大量 R-S 细胞或其多形性变异型瘤细胞。肿瘤细胞的免疫表型与 MC 和 NS 相同。好发于老年人、HIV 阳性者，预后差。

2. 结节性淋巴细胞为主型霍奇金淋巴瘤（NLPHL） 约占所有 HL 的 5%，淋巴结呈深染的模糊不清的结节状，典型 R-S 细胞难觅，常见多分叶核的"爆米花"细胞。嗜酸性粒细胞、中性粒细胞和浆细胞少见，几乎无坏死和纤维化。瘤细胞表达 B 细胞标记，不表达 CD15，偶表达 CD30。不伴 EB 病毒感染。NLPHL 患者多为男性，主要表现是颈和腋下肿块，预后极好。

（三）病理诊断

典型的 R-S 细胞或陷窝细胞具有诊断价值。CD20：结节性淋巴细胞为主型；CD15 和 CD30 是最常用的抗原标记。

（四）临床表现、分期和预后

局部淋巴结无痛性肿大是 HL 的主要临床表现，临床分 Ⅰ～Ⅳ期，Ⅰ和ⅡA 期患者预后好。

三、非霍奇金淋巴瘤

非霍奇金淋巴瘤（NHL）占所有淋巴瘤的 80%～90%，其中 2/3 原发于淋巴结。与 HL 不同之处在于发病部位的随机性或不定性、肿瘤扩散的不连续性、组织学分类的复杂性和临床表现的多样性。

在我国，成人淋巴结：弥漫性大B细胞淋巴瘤；儿童和青少年淋巴结：急性淋巴母细胞白血病/淋巴瘤和Burkitt淋巴瘤；淋巴结外淋巴瘤：黏膜相关淋巴瘤和鼻型NK/T细胞淋巴瘤。

（一）弥漫性大B细胞淋巴瘤

弥漫性大B细胞淋巴瘤（diffuse large B-cell lymphoma，DLBCL）占所有NHL的20%～30%。

1. 病理改变　相对单一形态、体积较大的瘤细胞弥漫浸润，细胞形态多样，类似中心母细胞、免疫母细胞、间变大细胞或浆母细胞。核圆形或卵圆形，染色质边集，有单个或多个核仁。

2. 免疫表型和细胞遗传学　表达B细胞分化抗原CD19、CD20和CD79a，多数表达表面Ig，不表达TdT，常见Bcl-6基因突变。可分为生发中心B细胞来源DLBCL和生发中心外活化B细胞来源DLBCL两组。

3. 临床表现　老年男性多见，淋巴结迅速长大或出现结外肿块，可累及肝脾，少见骨髓受累。

（二）滤泡性淋巴瘤

滤泡性淋巴瘤（follicular lymphoma，FL）是滤泡生发中心细胞来源的惰性B细胞肿瘤，占所有NHL的10%～45%。

1. 病理改变　肿瘤细胞呈结节状生长。肿瘤性滤泡主要由中心细胞和中心母细胞组成。中心细胞：细胞核形态不规则、有裂沟，核仁不明显，胞质稀少；中心母细胞：体积大，核圆形或分叶状，染色质呈斑块状近核膜分布，有1～3个核仁。多数FL的肿瘤细胞是中心细胞，随着病程的进展，中心母细胞数量增多。生长方式从滤泡型发展成弥漫型，提示肿瘤侵袭性增高。

2. 免疫表型和细胞遗传学　表达CD19、CD20、CD10和单克隆性的表面 Ig，表达 Bcl-2 蛋白和 Bcl-6。t (14；18) 是特征性细胞遗传学改变。Bcl-2 蛋白可区别反应性增生的滤泡还是 FL 的肿瘤性滤泡。

3. 临床表现　多见于中年人，局部或全身淋巴结无痛性肿大，脾大，可有骨髓受累，病情进展缓慢，预后较好。

(三) MALT 型结外边缘区 B 细胞淋巴瘤（黏膜相关淋巴组织淋巴瘤）

边缘区淋巴瘤是一类低度恶性 B 细胞淋巴瘤。MALT 淋巴瘤占所有 B 细胞淋巴瘤的 7%～8%。老年人多发，发病部位以胃肠道多见。

1. 病理改变　特点有：① 肿瘤细胞常见于反应性淋巴滤泡套区的外侧；② 瘤细胞多为中心细胞样细胞（centrocyte like cells，CLC）或单核样 B 细胞（monocytoid B-cell）；③ 瘤细胞与上皮腺管共同形成淋巴上皮病变（lympho-epithelial lesion，LEL）；④ 常见浆细胞分化及类似于核内包涵体的杜氏小体；⑤ 有时瘤细胞侵入生发中心形成滤泡内植入。

2. 免疫表型和细胞遗传学　表达 CD19、CD20、CD22、CD79a。而 CD5、CD10、CD23、cyclin D1 阴性。表面免疫球蛋白 IgM、IgA 阳性，IgD 阴性。可有 T (11；18) (q21；q21)。

3. 临床表现　① 常伴有慢性炎症、自身免疫性疾病或某些特殊病原微生物感染等疾病；② 可长期局限于原发部位而不扩散；③ 初始病因根除后，肿瘤可能消退。多数 MALT 淋巴瘤病例预后良好。

(四) 前体 B 细胞和 T 细胞肿瘤

前体 B 细胞和 T 细胞肿瘤即急性淋巴母细胞白血病/淋巴瘤（acute lymphoblastic leukemia/lymphoma，ALL），是淋巴母细胞来源的一类高侵袭性肿瘤，85% 为前体 B 细胞来源，15% 为前体 T 细胞来源。

1. 病理改变　淋巴结的正常结构被肿瘤性淋巴母细胞所

取代，肿瘤细胞浸润被膜和结外软组织。瘤细胞的体积比小淋巴细胞略大，胞质少，核染色质细腻或呈点彩状，不见核仁或核仁不清楚。

2. 免疫表型和细胞遗传学　表达 TdT、CD10，以及 B 和 T 细胞分化抗原。90% 以上的 ALL 瘤细胞有染色体数目或结构的异常。

3. 临床表现　B-ALL 多发于儿童，常表现为白血病，一般有广泛的骨髓累及和外周血白细胞数量增加；T-ALL 多见于成年男性，表现为局部包块，常累及胸腺。90% 的患者经强力化疗后可获完全缓解。

(五) 慢性淋巴细胞白血病/小淋巴细胞淋巴瘤 (chronic lymphocytic leukemia/small lymphocytic lymphoma, CLL/SLL)

是成熟 B 细胞来源的惰性肿瘤。

1. 病理改变　淋巴结结构破坏，小淋巴细胞弥漫性增生浸润，大细胞即前淋巴细胞散在分布。可见"假滤泡"(有诊断意义)。多有骨髓累及。CLL 患者外周血白细胞常明显增多，SLL 患者外周血白细胞可正常。

2. 免疫表型和细胞遗传学　肿瘤细胞表达全 B 细胞抗原，尤其是 CD19 和 CD20。常见的细胞遗传学异常是染色体 13q12~14 缺失、11q 缺失、12q 三体和 17q 缺失。

3. 临床表现　CLL/SLL 常见于老年男性，病情进展缓慢，多有全身淋巴结肿大和肝脾大。

(六) Burkitt 淋巴瘤 (Burkitt lymphoma, BL)

是淋巴滤泡生发中心细胞来源的高侵袭性 B 细胞肿瘤。

1. 病理改变　淋巴结结构破坏，中等大小、相对单一形态的淋巴细胞弥漫性浸润。瘤细胞间散在分布着吞噬有核碎片的巨噬细胞，构成所谓"满天星"图像。

2. 免疫表型和细胞遗传学　瘤细胞表达成熟 B 细胞分化

抗原，如 CD19、CD20、CD79a，表达滤泡生发中心细胞标记 Bcl-6 和 CD10 等。表达 IgM 和单一 Ig 轻链蛋白。Ki-67 几乎 100% 阳性。所有的 BL 都存在与第 8 号染色体上 *c-myc* 基因有关的易位。几乎所有的地方性 BL 都存在 EB 病毒隐性感染。

3. 临床表现　BL 多见于儿童和青年人。地方性 BL 常发生于淋巴结外的器官和组织，最常累及颌骨，表现为颌面部巨大包块。散发性 BL 常发生在回盲部，表现为腹腔内巨大肿物。对短期、大剂量化疗反应好。

（七）浆细胞肿瘤及其相关疾病

该组疾病的共同特征是 B 细胞的克隆性增生，多为恶性，包括多发性骨髓瘤（multi-ple myeloma，MM）、Waldenstrom 巨球蛋白血症、重链病、原发或免疫细胞相关淀粉样变、意义不明的单克隆 γ 球蛋白血症等。

多发性骨髓瘤是浆细胞的恶性肿瘤，以多发性骨骼受累为特征，同时可播散到淋巴结和结外器官或组织。

1. 病理改变　特征：全身骨骼系统的多发性溶骨性病变。组织学：分化良好的浆细胞弥漫性增生浸润，胞质嗜碱性，常见核周空晕，核偏于一侧，染色质凝集成车轴状。随疾病进展可见软组织中浆细胞浸润。

2. 免疫表型和细胞遗传学　肿瘤细胞表达 CD138 和 CD38 等浆细胞标记，表达 B 细胞分化抗原 CD79a，不表达 CD19 和 CD20，选择性表达 Ig 重链蛋白。可有染色体丢失。

3. 临床表现　中老年多发，临床表现与器官浸润、异常 Ig 的产生及正常体液免疫抑制有关。MM 的预后差别较大。

（八）非特指外周 T 细胞淋巴瘤（peripheral T-cell lymphoma，unspecified，PTCL-U）

是胸腺后成熟 T 淋巴细胞来源的肿瘤。

1. 病理改变　淋巴结结构破坏，瘤细胞在副皮质层浸润或弥漫浸润，有较多的高内皮血管及瘤细胞侵袭血管现象。瘤细胞的大小和形态各异，核形态极不规则，核分裂象多见。

2. 免疫表型和细胞遗传学　表达 T 细胞分化抗原，如 CD2、CD3、CD4 等，部分 T 细胞抗原丢失，如 CD5 和 CD7。常可见染色体数量和结构的异常。

3. 临床表现　老年男性多见，临床表现复杂多样，多数有全身淋巴结肿大，同时或仅有结外病变。该肿瘤的预后差异大。

（九）NK/T 细胞淋巴瘤（natural killer/T-cell lymphoma）

被认为是自然杀伤细胞来源的侵袭性肿瘤，约 2/3 发生于中线面部，属 EB 病毒相关淋巴瘤。

1. 病理改变　基本病理改变是在凝固性坏死和混合炎细胞浸润的背景上，肿瘤性淋巴细胞散布或呈弥漫性分布。瘤细胞可浸润血管壁而致血管腔狭窄或闭塞。

2. 免疫表型和细胞遗传学　肿瘤细胞表达部分 T 细胞分化抗原如 CD2、胞质型 CD3（CD38）；表达 NK 细胞相关抗原 CD56，以及细胞毒性颗粒相关抗原，如 T 细胞内抗原-1（T-cell intracellular antigen l，TIA-1）、穿孔素（perform）和颗粒酶 B（granzyme B）等。T 细胞受体基因重排检测呈胚系构型。绝大多数病例可检出 EB 病毒 DNA 的克隆性整合和 EB 病毒编码的小分子 RNA（EBER）。NK/T 细胞淋巴瘤可出现多种染色体畸变，其中最常见的是 6q 缺失。

3. 临床表现　中老年男性多发，主要病变部位是鼻腔。放射治疗效果好。

（十）蕈样霉菌病（mycosis fungoides，MF）

是一种原发于皮肤的低度恶性 T 细胞淋巴瘤。可分为红斑期、斑块期和瘤块期三个阶段。

1. 大体　皮肤病变，湿疹样病损→皮肤增厚变硬呈斑块状→棕色瘤样结节。

2. 光镜　可见真皮浅层及血管周围有瘤细胞和多种类型

细胞混杂浸润。瘤细胞常侵入表皮，聚集成 Pautrier 微脓肿。

第三节 髓系肿瘤

髓系肿瘤（myeloid neoplasms）是骨髓内具有多向分化潜能的<u>造血干细胞克隆性增生</u>。髓系肿瘤多表现为白血病，WHO 分类中将其分为六大类：①急性髓性白血病（AML）及其相关的前体细胞肿瘤；②骨髓增殖性肿瘤（MPN）；③骨髓异常增生综合征（MDS）；④骨髓异常增生/骨髓增生性疾病（MDS/MPN）；⑤伴有嗜酸性粒细胞增多和 PDGFRA、PDGFRB 或 FGFR1 基因异常的髓系和淋巴肿瘤；⑥急性未明系别白血病（ALAL）。

一、急性髓系白血病

急性髓系白血病多见于成人，发病的高峰年龄在 15～39 岁。

1. 病理改变　①<u>原始、幼稚细胞在骨髓内弥漫性增生，在全身广泛浸润，一般不形成肿块</u>；②白细胞总数升高（原始细胞为主）；③AML 脏器浸润。

髓系肉瘤是髓系肿瘤细胞在骨髓以外的器官或淋巴组织内聚集增生而形成的肿块。好发于扁骨和不规则骨。

2. 临床表现　主要表现有贫血，白细胞减少，血小板减少，乏力和自发性皮肤、黏膜出血等。

3. 诊断　通过白细胞质和量的变化而诊断：外周血或骨髓有核细胞中原始细胞比例≥20%，通常可诊断 AML；或者患者有染色体异常时，即使骨髓中原始细胞计数＜20%，也应诊断为 AML。

4. 分类　①伴重现性遗传学异常的 AML；②伴有骨髓增生异常改变的 AML；③治疗相关的髓系肿瘤；④髓系肉瘤；⑤Down 综合征相关骨髓增殖症；⑥原始（母）细胞性浆细胞样树突状细胞肿瘤；⑦非特指型 AML。

5. 治疗和预后　AML 的治疗多采用化疗，多数患者可完全缓解。

二、骨髓增殖性肿瘤

骨髓增殖性肿瘤（MPN）是骨髓中具有多向分化潜能干细胞的克隆性增生的一类肿瘤性疾病。MPN 可造成骨髓造血增加伴外周血细胞数量显著增多。

MPN 包括以下疾病：①慢性粒细胞白血病，*BCR-ABL*1 阳性；②慢性中性粒细胞白血病；③真性红细胞增多症；④原发性骨髓纤维化；⑤特发性血小板增多症；⑥慢性嗜酸性粒细胞白血病；⑦肥大细胞增生症；⑧不能分类的 MPN。

所有患者均有脾大，在 MPN 后期都可能发生骨髓纤维化和外周血细胞数量减少，甚至可进展为急性髓系白血病。

慢性粒细胞白血病，*BCR-ABL*1 阳性

1. 发病机制　存在费城染色体（Ph 染色体），这是一种遗传学异常，即 t(9; 22)(q34; q11)，产生 *BCR-ABL*1 融合基因。

2. 病理改变和诊断　骨髓有核细胞增生明显活跃，取代脂肪组织；可见各分化阶段的粒细胞，以分叶核和杆状核粒细胞为主；巨核细胞数量增加；红系细胞数量正常或减少。后期可发生纤维化。外周血白细胞计数明显增加，脾明显增大。

3. 临床表现　起病隐匿、进展缓慢，症状不明显（可有轻度至中度贫血、易疲倦、虚弱、体重下降和纳差等）。

4. 治疗　酪氨酸激酶的阻断剂、同种异体骨髓移植。

第四节　组织细胞与树突状细胞肿瘤

组织细胞增生症是指各种组织细胞或巨噬细胞增生性疾病的统称，包括反应性和恶性疾病。

Langerhans 细胞组织细胞增生症

Langerhans 细胞是一种树突状细胞，正常分布于皮肤、口腔、阴道和食管黏膜。Langerhans 细胞的克隆性增生性疾病包括三种表现形式：Letterer-Siwe 病、Hand-Schuller-Christian 病和骨嗜酸性肉芽肿。

1. Letterer-Siwe 病　多发、多系统性，多见于 2 岁以下的儿童。主要表现为皮肤损害（脂溢性皮疹），多分布于躯干前后和头皮；肝、脾大和淋巴结肿大；肺部病变；以及溶骨性骨质破坏。可导致贫血、血小板减少、反复感染。本病具有快速致死性，但采用强力化疗，5 年生存率可达 50%。

2. 骨嗜酸性肉芽肿　单发或多发、单系统性，常表现为骨髓腔内病变，以膨胀性、侵蚀性骨病变为特征，常见部位有颅骨、肋骨和股骨。常见明显的嗜酸性粒细胞浸润。该疾病表现为惰性，可自愈。

3. Hand-Schuller-Christian 病　多发、单系统性，常发生于儿童，表现为多发性溶骨性占位性病变，并可侵及周围软组织，颅骨病变、尿崩症和眼球突出等表现共同存在。可自然消退，对化疗反应良好。

第十一章

免疫性疾病

第一节 自身免疫病

自身免疫病（autoimmune disease）是指由机体自身产生的抗体或致敏淋巴细胞，损伤自身的组织和细胞成分，导致组织损害和器官功能障碍的原发性免疫性疾病。要确定自身免疫病的存在一般需要根据：① 有自身免疫反应的存在；② 排除继发性免疫反应的可能；③ 排除其他病因的存在。

一、自身免疫病的发病机制

确切原因尚未完全阐明，可能与下列因素有关：

1. 免疫耐受的丢失及隐蔽抗原的暴露

(1) 回避 T_H 细胞的耐受。

(2) 交叉免疫反应。

(3) Ts 细胞和 T_H 细胞功能失衡。

(4) 隐蔽抗原释放。

2. 遗传因素

3. 微生物因素

二、自身免疫病的类型

自身免疫病可分为器官或细胞特异性和系统性自身免疫病两种类型。

自身免疫病的类型

器官或细胞特异性自身免疫病	系统性自身免疫病
慢性淋巴细胞性甲状腺炎	系统性红斑狼疮
自身免疫性溶血性贫血	类风湿关节炎
恶性贫血伴自身免疫性萎缩性胃炎	口眼干燥综合征
自身免疫性脑脊髓炎	炎性肌病
自身免疫性睾丸炎	系统性硬化
肺出血肾炎综合征	结节性多动脉炎
自身免疫性血小板减少症	
胰岛素依赖型糖尿病	
重症肌无力	
格雷夫斯病（毒性弥漫性甲状腺肿）	
原发性胆汁性肝硬化	
自身免疫性肝炎	
溃疡性结肠炎	
膜性肾小球肾炎	

(一) 系统性红斑狼疮

系统性红斑狼疮（SLE）是一种比较常见的全身性自身免疫病，由抗核抗体为主的多种自身抗体引起。多见于年轻女性，男女之比接近1∶10。临床表现复杂多样。

1. 病因和发病机制 免疫耐受的终止和破坏导致大量自身抗体产生是本病发生的根本原因。抗核抗体是其中最主要的自身抗体，可分为四类：① 抗 DNA 抗体；② 抗组蛋白抗体；③ 抗 RNA-非组蛋白抗体；④ 抗核仁抗原抗体。

本病发病机制包括以下三个方面：① 遗传因素；② 免疫因素；③ 其他（药物、性激素、紫外线照射等）。

2. 病理变化 SLE 的病变多种多样，狼疮细胞是特异性改变，急性坏死性小动脉炎、细动脉炎是本病的基本病变。活动期病变以纤维素样坏死为主。慢性期血管壁纤维化明显，管腔狭窄，血管周围淋巴细胞浸润伴水肿及基质增加。

（1）皮肤：面部蝶形红斑为典型改变，真皮与表皮交界处有"狼疮带"对本病有诊断意义。

（2）肾：以狼疮性肾炎为主要表现。弥漫增生型狼疮性肾炎中内皮下大量免疫复合物的沉积，是 SLE 急性期的特征性病变。晚期可发展为硬化性肾小球肾炎。苏木素小体的出现有诊断意义。肾衰竭是 SLE 患者死亡的主要原因。

（3）心：以心瓣膜非细菌性疣赘性心内膜炎最为典型。

（4）关节：表现为滑膜充血水肿，单核细胞、淋巴细胞浸润，紧接上皮处的结缔组织内可出现灶性纤维素样坏死。

（5）脾：最突出的变化是小动脉周围纤维化，形成洋葱皮样结构。

此外，可出现肺纤维化和肝汇管区非特异性炎症。

（二）类风湿关节炎

类风湿关节炎是以多发性和对称性增生性滑膜炎为主要表现的慢性全身性自身免疫病。好发于中青年，女性高发。

1. 病理变化

（1）关节病变：最常发生病变的关节是手足小关节，多为多发性及对称性。组织学上，受累关节表现为慢性滑膜炎：① 滑膜细胞增生肥大；② 滑膜下结缔组织多量淋巴细胞、巨噬细胞和浆细胞浸润；③ 血管增生；④ 血管翳形成。最终可引起永久性关节强直。

（2）关节以外的病变

1）类风湿小结（rheumatoid nodule）：中央为大片纤维素样坏死，周围有呈栅状或放射状排列的上皮样细胞，外围为肉芽组织。

2）动脉可发生急性坏死性动脉炎。

3）累及浆膜可导致胸膜炎或心包炎。

2. 病因和发病机制　可能与遗传因素、免疫因素及感染因素有关。细胞免疫在类风湿关节炎中发挥了主要作用，体液免疫也参与其病变的发生。

(三) 口眼干燥综合征

口眼干燥综合征临床上表现为眼干、口干等特征，乃唾液腺、泪腺受免疫损伤所致。

1. 病理变化　病变主要累及唾液腺和泪腺。受累腺体主要表现为大量淋巴细胞和浆细胞浸润，有时可形成淋巴滤泡并有生发中心形成，伴腺体结构破坏。呼吸道受累可导致相应的鼻炎、喉炎、支气管炎和肺炎。可累及中枢神经系统、皮肤、肾和肌肉。肾病变主要表现为间质性肾炎伴肾小管运输障碍，极少发生肾小球肾炎。

2. 发病机制　本病发病机制不明。研究结果提示，口眼干燥综合征是以腺管上皮为靶器官的自身免疫病。

(四) 炎性肌病

少见，分为三种：皮肌炎、多发性肌炎及包涵体肌炎。

1. 皮肌炎　特点是皮肤出现红疹及对称性缓慢进行性肌无力，最初累及近端肌肉；也可出现肌肉以外的表现（间质性肺病、血管炎和心肌炎等）。皮肌炎发生内脏恶性肿瘤的发病率较高。病理变化：在小血管周围及周围结缔组织有炎细胞浸润。典型的是在肌束的周边有少量萎缩的肌纤维。另外，可有肌纤维坏死及再生。

2. 多发性肌炎　是以肌肉损伤和炎症反应为特征的自身免疫病，往往始于躯干、颈部和四肢的肌肉。主要组织学表现为淋巴细胞浸润及肌纤维的变性和再生。

3. 包涵体肌炎　是一种炎性肌病，开始累及远端肌肉。病理改变：特点是围绕血管周围的炎细胞浸润，肌细胞内有空泡，周围有嗜碱性颗粒。另外，空泡状的肌纤维含有淀粉样沉积物，刚果红染色阳性。电镜下，胞质及核内有丝管状包涵体。

(五) 系统性硬化

系统性硬化（scleroderma）以全身多个器官间质纤维化和炎症性改变为特征，主要累及皮肤。中年多见，男多于女。临床上，系统性硬化分为弥漫性和局限性两类。

1. 病因和发病机制　病因不明，纤维化是本病的特征性病变，其启动可能与免疫系统激活、血管损伤及纤维细胞活化有关。

2. 病理变化

(1) 皮肤：病变由指端开始，向心性发展。镜下：早期真皮水肿，血管周围 $CD4^+$ T 细胞浸润→真皮中胶原纤维明显增加，表皮萎缩变平，附属器萎缩消失，真皮内小血壁增厚、玻璃样变→手指细而呈爪状，关节活动受限，面部无表情呈假面具状。

(2) 消化道：主要表现为管壁进行性萎缩和纤维化，伴血管周围淋巴细胞浸润，小血管壁进行性增厚。

(3) 肾：叶间小动脉病变最为突出，表现为内膜黏液样变性，伴内皮细胞增生及管壁纤维化，引起管腔明显狭窄。

(4) 肺：可出现弥漫性间质纤维化，肺泡扩张、肺泡隔断裂，形成囊样空腔。

此外，关节和骨骼肌也可受累，导致关节周围结缔组织硬化和肌肉萎缩。

第二节　免疫缺陷病

免疫缺陷病（immunodeficiency disease）是一组由于免疫系统发育不全或遭受损害所致的免疫功能缺陷而引发的疾病。有两种类型：原发性免疫缺陷病（先天性免疫缺陷病）和继发性免疫缺陷病（获得性免疫缺陷病）。

一、原发性免疫缺陷病

原发性免疫缺陷病是一组少见病,可分为**体液**免疫缺陷为主、**细胞**免疫缺陷为主以及两者兼有的**联合性**免疫缺陷三大类。此外,补体缺陷、吞噬细胞功能缺陷等非特异性免疫缺陷也属于此类疾病。

二、继发性免疫缺陷病

继发性免疫缺陷病较原发者更为常见。许多疾病可伴发继发性免疫缺陷病,包括感染、恶性肿瘤、自身免疫病、免疫球蛋白丧失、免疫球蛋白合成不足、淋巴细胞丧失和免疫抑制剂治疗等。

获得性免疫缺陷综合征(AIDS)是<u>人类免疫缺陷病毒</u>(human immunodeficiency virus,HIV)感染引起,其特征为:<u>免疫功能缺陷伴机会性感染和(或)继发性肿瘤</u>。临床表现为发热、乏力、体重下降、全身淋巴结肿大及神经系统症状。

(一)病因和发病机制

1. 本病由 <u>HIV 感染</u>所引起,传播途径包括:① 性接触传播;② 应用污染的针头做静脉注射;③ 输血和血制品的应用;④ 母体病毒经胎盘感染胎儿或通过哺乳、黏膜接触等方式感染婴儿;⑤ 医务人员职业性传播。

2. 发病机制 包括以下两个方面:

(1) HIV 感染 $CD4^+$ T 细胞,$CD4^+$ T 细胞的消减可导致:① 淋巴因子产生减少;② $CD8^+$ T 细胞的细胞毒活性下降;③ 巨噬细胞溶解肿瘤细胞,杀灭胞内寄生菌、原虫的功能减弱;④ NK 细胞功能降低;⑤ B 细胞在特异性抗原刺激下不产生正常的抗体反应,而原因不明的激活和分化引起高丙种球蛋白血症;⑥ 作用于骨髓中造血干细胞,影响造血细胞的分化。

(2) HIV 感染单核巨噬细胞:病毒可在巨噬细胞内大量复制,成为 HIV 的储存场所,并在病毒扩散中起重要作用。

近来的研究结果表明，淋巴结生发中心的滤泡树突状细胞也可受到 HIV 的感染并成为 HIV 的"储备池"。综上所述，HIV 的感染，导致严重免疫缺陷，构成了 AIDS 发病的中心环节。

(二) 病理变化

病变可归纳为全身淋巴组织的变化、机会性感染和恶性肿瘤三个方面。

1. 淋巴组织的变化　早期淋巴结肿大。镜下：淋巴滤泡明显增生→滤泡外层淋巴细胞减少或消失，小血管增生，生发中心被零落分割→淋巴细胞几乎消失殆尽，仅有一些巨噬细胞和浆细胞残留。脾、胸腺也表现为淋巴细胞减少。

2. 继发性感染　机会性感染是本病的另一特点，中枢神经系统、肺、消化道受累最为常见。由于严重的免疫缺陷，感染所致的炎症反应往往轻而不典型。70%～80%的患者可经历一次或多次肺孢子菌 (pneumocystis) 感染，约70%的病例有中枢神经系统受累。

3. 恶性肿瘤　约有 30% 的患者可发生 Kaposi 肉瘤。其他常见的伴发肿瘤为淋巴瘤。

(三) 临床病理联系

本病潜伏期较长，一般认为经数月至 10 年或更长时间才发展为 AIDS。

AIDS 按病程可分为三个阶段：① 早期或称急性期，可出现咽痛、发热、肌肉酸痛等一些非特异性表现；② 中期或称慢性期，可以无明显症状或出现明显的全身淋巴结肿大；③ 后期或称危险期，机体免疫功能全面崩溃，患者有持续发热、乏力、消瘦、腹泻，并出现神经系统症状、明显的机会性感染及恶性肿瘤。

本病的预后差，目前抗 HIV 治疗主要采用反转录酶抑制剂和蛋白酶抑制剂，主张联合用药（高效抗反转录病毒疗法）。

第三节 器官和骨髓移植

机体的某种细胞、组织或器官因某些病变或疾病的损伤而导致不可复性结构及功能损害时,采用相应健康细胞、组织或器官植入机体的过程称为细胞、组织或器官移植,统称移植(transplantation)。根据供体的来源可将移植分为:① 自体移植;② 同种异体移植;③ 异种移植。

一、移植排斥反应及机制

在同种异体细胞、组织和器官移植时,受者的免疫系统常对移植物产生移植排斥反应(transplant rejection)。

(一)单向移植排斥理论

在免疫功能正常的个体,接受异体移植物后,若不经任何免疫抑制处理,将立即发生宿主免疫系统对移植物的排斥反应,即宿主抗移植物反应(host versus graft reaction, HVGR),其过程既有细胞介导的免疫反应,又有抗体介导的免疫反应参与。

1. T细胞介导的排斥反应 T细胞介导的迟发型超敏反应与细胞毒作用对移植物的排斥起着重要作用。

2. 抗体介导的排斥反应 抗体也可介导排斥反应,形式有两种:① 过敏排斥反应;② 在原来并未致敏的个体中,随着T细胞介导的排斥反应的形成,可同时有抗HLA抗体形成,造成移植物损害。

此外,在机体的免疫功能缺陷,而移植物又具有大量的免疫活性细胞(如骨髓、胸腺移植)的情况下,宿主无力排斥植入的组织器官,而移植物中的供体免疫活性细胞可被宿主的组织相容性抗原所活化,产生针对宿主组织细胞的免疫应答,导致宿主全身性的组织损伤,即移植物抗宿主病(graft versus host disease, GVHD)。

（二）双向移植排斥理论

双向移植排斥理论的主要观点是：

1. 在实体器官移植和骨髓移植中，都可同时发生宿主抗移植物反应（HVGR）和移植物抗宿主反应（GVHR）。

2. 持续的免疫抑制剂作用可使供、受体白细胞共存，达到一种无反应状态的微嵌合现象。

3. 微嵌合状态长期存在可导致受者对供者器官的移植耐受。

4. 不成熟树突状细胞在微嵌合体形成的移植耐受中发挥关键作用。

二、实体器官移植排斥反应的病理改变

实体器官移植排斥反应按形态变化及发病机制的不同分为超急性排斥反应、急性排斥反应和慢性排斥反应三类。

（一）超急性排斥反应

少见，移植后数分钟至数小时出现。本质上属Ⅲ型变态反应，以广泛分布的急性小动脉炎、血栓形成和因而引起的组织缺血性坏死为特征。大体：移植肾色泽暗红色，伴出血或梗死，出现花斑状外观。镜下：广泛的急性小动脉炎伴血栓形成及缺血性坏死。

（二）急性排斥反应

较常见，数天内发生或数月甚至数年后突然发生（经免疫抑制治疗者）。以细胞免疫为主（间质内单个核细胞浸润）或以体液免疫为主（血管炎），或两者皆存在。

1. 细胞型排斥反应　镜下：肾间质明显水肿伴单个核细胞浸润。

2. 血管型排斥反应　主要为抗体介导的排斥反应。常出现的是亚急性血管炎，表现为成纤维细胞、肌细胞和泡沫状巨噬细胞增生所引起的内膜增厚、管腔狭窄或闭塞。

（三）慢性排斥反应

慢性排斥反应乃由急性排斥反应延续发展而成。形态表

现：肾小球毛细血管袢萎缩、纤维化、玻璃样变，肾小管萎缩，间质纤维化，单核细胞、淋巴细胞及浆细胞浸润。

三、骨髓移植排斥反应的病理改变

骨髓移植所面临的两个主要问题是移植物抗宿主病（GVHD）和移植排斥反应。

GVHD可发生于具有免疫活性细胞或其前体细胞的骨髓，分为急性、慢性两种。急性GVHD一般在移植后3个月内发生，可引起肝、皮肤和肠道上皮细胞坏死。肝小胆管破坏可导致黄疸；肠道黏膜溃疡可导致血性腹泻；皮肤损害主要表现为局部或全身性斑丘疹。慢性GVHD可以是急性GVHD的延续或在移植后3个月自然发生，其皮肤病变类似于系统性硬化。可能的解决途径为去除供者骨髓中的T细胞。

同种异体骨髓移植的排斥反应由宿主的T细胞和NK细胞介导。T细胞介导的排斥反应机制与实体器官的排斥反应机制相同，而供体骨髓细胞因为不能与表达于NK细胞表面的宿主自身HLA-Ⅰ分子特异性的抑制性受体结合，而被NK细胞直接破坏。

第十二章

泌尿系统疾病

泌尿系统由肾、输尿管、膀胱和尿道组成。肾是泌尿系统中最重要的脏器，其功能包括：排泄代谢产物、毒物；调节机体水和电解质含量；维持酸碱平衡；产生内分泌激素（肾素、促红细胞生成素、前列腺素等）。

肾的基本结构和功能单位是肾单位（nephron），肾单位＝肾小球＋肾小管。

肾小球由血管球和肾球囊构成。

肾小球毛细血管壁为滤过膜：内皮细胞（有孔，带负电荷）＋基膜（内、外疏松层及中间致密层）＋脏层上皮（足突，滤过隙膜）。

第一节 肾小球肾炎

肾小球肾炎：即原发性肾小球肾炎，是一类与多种原因有关的原发于肾的独立疾病，肾为唯一或主要受累的脏器，是以肾小球病变为主的变态反应性炎症性疾病。

一、病因和发病机制

尚未完全明确。细胞介导的免疫机制可能在某些肾小球疾病中起重要作用。

致肾小球损伤的主要原因：抗原-抗体反应。

1. 循环免疫复合物沉积（循环免疫复合物性肾炎） 非肾

小球可溶性抗原与抗体结合,在循环血流中形成免疫复合物→肾小球内沉积→肾小球损伤。免疫复合物可定位于系膜区、内皮下、上皮下。

2. 肾小球内原位免疫复合物形成(原位免疫复合物性肾炎) 抗体与肾小球固有/植入抗原反应→**免疫复合物沉积**→肾小球损伤。

二、基本病理变化

1. 肾小球细胞↑ 系膜细胞、内皮及上皮细胞增生+中性粒细胞、单核巨噬细胞及淋巴细胞浸润。

2. 基膜增厚、系膜基质↑ 肾小球基膜本身增厚或蛋白样物质的沉积→基底膜↑→通透性↑→代谢↓→血管袢或肾小球硬化。

3. 炎性渗出和坏死 中性粒细胞浸润、纤维素渗出+血管壁纤维素样坏死+血栓形成。

4. 玻璃样变和硬化 肾小球内出现均质红染物质堆积。

5. 肾小管和间质的改变 上皮变性、出现管型等。

三、临床表现

包括尿量、尿性状改变,水肿,高血压,肾功能障碍。

1. <u>急性肾炎综合征</u> 起病急,表现为血尿、蛋白尿、水肿、高血压。重者肾小球滤过率↓→氮质血症。

2. <u>快速进行性肾炎综合征</u> 起病急,进展快,出现水肿、血尿、蛋白尿后,迅速发生少尿、无尿+氮质血症→快速进展为急性肾衰竭。

3. 肾病综合征 "三高一低":高蛋白尿(每天尿中蛋白质含量达到或超过 3.5g)、高度水肿、高脂血症、低蛋白血症。

4. 无症状性血尿或轻度蛋白尿。

5. 慢性肾炎综合征 起病缓慢,逐渐发展为慢性肾功能不全,即多尿、夜尿、低比重尿、高血压、贫血、氮质血症和尿毒症。

四、肾小球肾炎的病理类型

(一) 急性弥漫性增生性肾小球肾炎

以弥漫性肾小球系膜细胞和毛细血管内皮细胞增生为主要病变,伴中性粒细胞、巨噬细胞浸润的一种急性肾炎。又称毛细血管内增生性肾小球肾炎。儿童多见,临床主要表现为急性肾炎综合征,预后良好。

1. 大体 肾肿大,包膜紧张,表面充血、光滑(大红肾);表面与切面散在粟粒大小的出血点(蚤咬肾)。

2. 镜下 ① 病变呈弥漫分布;② 肾小球体积增大,球内毛细血管数目↑↑;③ 系膜细胞与内皮细胞显著增大、肿胀→肾小球缺血;肾小球内多数炎细胞浸润;④ 毛细血管内血栓形成,管壁纤维素样坏死;⑤ 球囊腔内纤维素渗出及红细胞漏出;⑥ 肾小管上皮变性、出现管型;间质充血、水肿、少量炎细胞浸润。

3. 免疫荧光检查 基膜和系膜区有 IgG 和补体 C3 颗粒状沉积。

4. 电子显微镜 上皮下驼峰状、小丘状电子致密物沉积。

5. 临床病理联系

(1) 尿的变化:① 少尿或无尿。肾小球系膜细胞、内皮细胞增生、肿胀→毛细血管管腔狭窄、闭塞→肾小球缺血→肾小球滤过率↓→尿量↓。② 血尿、蛋白尿。肾小球基膜受损,通透性↑→红细胞、血浆蛋白漏出。③ 管型尿。

(2) 水肿:① 肾小球滤过率↓→Na^+、H_2O 潴留;② 变态反应→全身毛细血管通透性↑。

(3) 高血压:① 肾小球滤过率↓→Na^+、H_2O 潴留→血容量↑;② 肾组织缺血→肾素血管紧张素Ⅱ→细小动脉收缩→血压↑。

(二) 快速进行性肾小球肾炎

是一组病情快速发展的肾小球肾炎,病理学特征为肾小球壁层上皮增生,新月体形成,故又称新月体性肾小球肾炎。临床表现为快速进行性肾炎综合征。好发年龄以中、青年为主。预后极差。

1. 分类、病因和发病机制　Ⅰ型为抗肾小球基底膜性疾病。在肾小球基底膜内出现 IgG 和 C3 的线状沉积。部分病例出现肺出血肾炎综合征。Ⅱ型为免疫复合物性疾病。Ⅲ型为免疫反应不明显型。

2. 大体　肾体积增大,苍白,皮质内散在点状出血。

3. 镜下　① 多数(通常为50%以上)肾小球囊内有新月体形成。新月体:主要由增生的壁层上皮细胞和渗出的单核巨噬细胞构成,有时可见淋巴细胞。以上成分附着于球囊壁层,在毛细血管球外侧形成新月形或环状结构。壁层上皮细胞↑,堆积成层→新月体或环状体(细胞性新月体,细胞-纤维性新月体,纤维性新月体)。② 肾小管上皮变性。③ 肾间质出现水肿,炎细胞浸润,后期发生纤维化。

4. 电子显微镜　可见新月体,部分病例出现电子致密沉积物,几乎所有病例均可见肾小球基底膜断裂和缺损。

5. 免疫荧光检查　① Ⅰ型为连续线形荧光;② Ⅱ型为颗粒状荧光(不规则);③ Ⅲ型很少或不见荧光。

6. 临床病理联系　① 血尿、蛋白尿、显著水肿;② 少尿、无尿→氮质血症→肾衰竭;③ 肾小球受压、缺血→肾素↑→高血压。

7. 肺出血肾炎综合征 (Goodpasture's syndrome)　特点:肺出血+新月体性肾小球肾炎。发病年龄:多见于青壮年,男>女。临床表现:反复咯血+血尿、蛋白尿、少尿等。

(三) 肾病综合征及相关的肾炎类型

类型	主要临床表现	病理特点		
		光镜	免疫荧光	电镜
膜性肾炎（成人）	肾病综合征	弥漫性肾小球基膜增厚，钉突形成	基膜颗粒状，IgG和C3	上皮下沉积物，肾小球基膜增厚
微小病变性肾炎（儿童）	肾病综合征	肾小球正常，肾小管脂质沉积	阴性	上皮细胞足突消失，无沉积物
局灶性节段性肾小球硬化	肾病综合征、蛋白尿	局灶性节段性玻璃样变和硬化	局灶性，IgM和C3	上皮细胞足突消失，上皮细胞剥脱
膜增生性肾炎	肾病综合征、血尿、蛋白尿、慢性肾衰竭	系膜增生、插入，基膜增厚，双轨征	IgG+C3，C1+C4，C3	Ⅰ型：内皮下沉积物；Ⅱ型：致密沉积物
系膜增生性肾炎	肾病综合征、蛋白尿、血尿	系膜细胞增生，系膜基质增多	系膜区IgG、IgM和C3	同光镜，系膜区沉积物

肾病综合征：临床表现为大量蛋白尿、明显水肿、低蛋白血症、高脂血症和脂尿。

（四）IgA 肾病

儿童及青少年多见。

1. 光镜　肾小球系膜增生，IgA 在系膜区沉积。

2. 电子显微镜　系膜区电子致密物沉积。

3. 临床病理联系　复发性镜下或肉眼血尿、轻度蛋白尿，少数可出现肾病综合征。

（五）慢性肾小球肾炎

不同类型肾小球肾炎发展的终末阶段。病变特点：大量肾小球玻璃样变和硬化，又称慢性硬化性肾小球肾炎。预后极差。

1. 大体　两侧肾体积缩小，表面弥漫颗粒状。切面皮质变薄，皮、髓质分界不清，肾盂周围脂肪增多。慢性肾炎的大体改变称继发性颗粒性固缩肾。

2. 镜下 ① 大量肾小球纤维化，玻璃样变，相互靠近，残余肾小球肥大；② 部分肾小管萎缩，纤维化，消失；部分肾小管上皮增生、管型；③ 间质内小动脉硬化，管壁增厚，管腔狭小；④ 间质纤维组织明显增生，淋巴细胞、浆细胞浸润。

3. 临床病理联系

（1）肾对尿的浓缩功能降低→多尿、夜尿、尿比重↓。

（2）大量肾单位纤维化→肾缺血→肾素分泌↑→高血压→左心室肥大，心力衰竭。

（3）大量肾单位破坏→代谢废物潴留→氮质血症→肾衰竭。

第二节 肾小管-间质性肾炎

肾盂肾炎是感染引起的累及肾盂、肾间质和肾小管的炎性疾病，分为急性和慢性两类。

（一）急性肾盂肾炎

1. 感染途径 ① 血行（下行性）感染：双肾受累；② 上行性感染（最常见）：单侧受累（多见）。

2. 临床表现 急性感染的全身症状：发热、寒战、乏力；膀胱和尿道刺激症状：尿频、尿急。

3. 大体 肾肿大、充血，表面散在小脓肿。

4. 光镜 灶性的间质性化脓性炎或脓肿形成，肾小管坏死。

5. 临床病理联系 起病急，发热、寒战、白细胞增多等全身症状；尿的改变：脓尿、菌尿、蛋白尿、管型尿等；膀胱刺激症状：尿频、尿急、尿痛等。

(二) 慢性肾盂肾炎

特点是慢性间质性炎症、纤维化和瘢痕形成，常伴有肾盂和肾盏的纤维化及变形，是慢性肾衰竭的常见原因之一。

1. 大体 ① 两侧肾不对称，大小不等，体积小，质地硬，表面高低不平，有不规则凹陷形瘢痕；② 肾小管、间质活动性炎 → 肾组织纤维化，瘢痕形成 → 肾盂、肾盏变形；③ 病变分布不均，呈不规则灶状或片状。

2. 光镜 ① 瘢痕区肾间质破坏，肾间质、肾盂黏膜纤维组织增生；② 间质大量炎细胞浸润；③ 小血管管壁增厚，管腔狭窄；④ 部分肾小管萎缩、坏死、纤维化，部分管腔扩张，管型；⑤ 病变区肾小球多萎缩、纤维化、玻璃样变；⑥ 部分肾单位代偿性肥大。

3. 临床病理联系 ① 蛋白尿、管型尿、脓尿；② 肾小管浓缩功能↓→多尿、夜尿。

第三节 肾和膀胱常见肿瘤

一、肾细胞癌

是起源于肾小管上皮细胞的腺癌，多位于肾上、下两极。预后较差。

(一) 分类和病理变化

1. 透明细胞癌 最常见，癌细胞体积大、多角形、胞质丰富，几乎呈透明状，胞界清楚，癌细胞排列成实性巢状或条索状，间质富有毛细血管和血窦；肉眼观为实性圆形肿物，切面多彩状，肿瘤压迫周围形成假包膜。

2. 乳头状癌 呈现高分化腺癌，癌细胞排列成乳头状结构。可多灶。

3. 嫌色细胞癌 癌细胞胞质弱嗜碱性，核周常有空晕，细胞呈实性片状排列，预后较好。

（二）临床病理联系

无痛性血尿，肾区肿块，异位内分泌肿瘤。

二、肾母细胞瘤

是小儿腹腔内最常见的原发性的恶性肿瘤，又称 Wilms 瘤。

1. 大体　多发生在单侧肾的上下极，单个，巨大球形，边界清，切面呈多彩性。

2. 光镜　幼稚的肾小球和肾小管样结构。三种主要成分包括未分化肾母细胞；原始上皮细胞成分，排列成胚胎性小管和小球样结构；梭形细胞间质。

三、膀胱移行细胞癌

为泌尿系统最常见的恶性肿瘤。

部位：膀胱侧壁和膀胱三角区。

临床病理联系：无痛性血尿。

患者的预后与肿瘤的组织学分级和浸润与否有较密切的关系。

第十三章

生殖系统和乳腺疾病

第一节 子宫颈疾病

一、慢性子宫颈炎

1. 为育龄期妇女最常见的疾病，与感染、损伤、激素有关，临床上主要表现为白带增多。

2. 镜下

(1) 宫颈黏膜充血水肿，间质慢性炎细胞浸润。

(2) 宫颈腺上皮可增生及鳞状上皮化生。

(3) 纳博特囊肿（直径一般<1cm）。

(4) 宫颈息肉、宫颈糜烂（宫颈受损的鳞状上皮被宫颈管黏膜柱状上皮增生下移取代）。

二、子宫颈上皮非典型增生和原位癌

1. 子宫颈上皮非典型增生属癌前病变，上皮细胞异常增生并伴异型性表现（细胞大小不一、核大、核质比增大、核分裂象增多、极性紊乱）。

2. 非典型增生分级

Ⅰ级（轻度）：异型细胞局限于上皮层的下1/3。

Ⅱ级（中度）：异型细胞累及上皮层的下1/3至2/3。

Ⅲ级（重度）：异型细胞超过全层的2/3，但未累及上皮全层。

3. **子宫颈原位癌** 是指异型增生的细胞局限于上皮全层内，尚未突破基底膜。

原位癌累及腺体是指原位癌的癌细胞由表面沿基底膜伸入宫颈腺体内，使腺体全部或部分被癌细胞取代，但腺体基底膜仍完整。

4. **子宫颈上皮内瘤变（简称 CIN）** 将不同程度的非典型增生和原位癌统称为子宫颈上皮内瘤变。CIN Ⅰ：Ⅰ级非典型增生；CIN Ⅱ：Ⅱ级非典型增生；CIN Ⅲ：Ⅲ级非典型增生和原位癌。

宫颈上皮非典型增生不一定都发展为原位癌乃至浸润癌，约一半轻度非典型增生可自然消退，如经恰当治疗，绝大多数非典型增生可治愈。

子宫颈上皮内瘤变发病的高危部位：宫颈鳞状上皮和柱状上皮交界处。

三、子宫颈癌

（一）病因

早婚、早育、多产、宫颈裂伤、局部卫生不良、性生活紊乱、人乳头状瘤病毒（HPV16、18、31、33 型）。

（二）病理变化

1. **大体** 糜烂型、外生菜花型、内生浸润型、溃疡型。

2. **组织学类型** 鳞状细胞癌居多，其次为腺癌。

早期浸润癌或微小浸润性鳞状细胞癌：癌细胞突破基底膜，向固有膜间质浸润，在固有膜内形成不规则的细胞巢或条索，但浸润深度不超过基膜下 5mm。

浸润癌：癌组织向间质内浸润性生长，浸润深度超过基膜下 5mm。

（三）扩散

1. **直接蔓延** 下——阴道；上——子宫体；两侧——子宫旁组织、阔韧带、输尿管；前后——膀胱、直肠。

2. **淋巴道转移** 是宫颈癌最常见和最重要的转移途径。可转移至宫旁淋巴结等。

3. 血道转移 肺、骨、肝。

(四) 临床病理联系

早期无自觉症状→癌组织破坏血管致不规则阴道出血及接触性出血→癌组织坏死继发感染致特殊腥臭味→癌侵犯神经致下腹痛及腰骶痛→侵犯膀胱、直肠致子宫膀胱瘘或子宫直肠瘘。

第二节 子宫体疾病

一、子宫内膜异位症

是指子宫内膜腺体和间质出现在子宫内膜以外的部位，80%发生于卵巢，患者常表现为痛经或月经不调。

子宫腺肌症：子宫内膜腺体和间质异位于子宫肌层（至少距子宫内膜基底层2~3mm以上）。

巧克力囊肿：子宫内膜异位症发生在卵巢，反复出血可致卵巢体积增大，形成囊腔，内含黏稠咖啡色液体。

二、子宫内膜增生症

由于内源性或外源性雌激素增高引起子宫内膜腺体或间质增生，临床主要表现为功能性子宫出血。子宫内膜增生→不典型增生→子宫内膜癌为连续演变过程。

病理变化：基于细胞形态和腺体结构增生及分化程度的不同，分型如下

	单纯性增生	复杂性增生	非典型增生
结构	腺体和间质均增生，以前者为著，病变多为弥漫性；腺体管状或囊状扩张，伴少量单一分枝或乳头结构；腺体与间质比例>3:1	仅腺体增生，间质被挤萎缩，病变多为局灶性；腺体分支，腺腔内上皮突起，腺体内"搭桥"相似于筛状结构；腺体与间质比例≥3:1	仅腺体增生，间质少；病变多为局灶性；复杂结构多见，单纯结构少见；腺体与间质的比例≥3:1

续表

	单纯性增生	复杂性增生	非典型增生
细胞学改变	胞核假复层（核形态形似于中晚增殖期），核仁不明显，无异型性	胞核假复层（核形态形似于中晚增殖期），核仁不明显，无异型性。可伴有种化生	胞核变圆增大、失去极向，且大小不一，呈假复层排列，核仁明显。胞浆透亮、嗜酸性。可伴有种化生

三、子宫肿瘤

（一）子宫内膜腺癌

是由子宫内膜上皮细胞发生的恶性肿瘤，多见于绝经期和绝经后妇女，一般认为与雌激素长期持续作用有关，患者常有内分泌失调的表现。

1. 病理变化

（1）大体：分为弥漫型和局限型。

（2）镜下：癌组织呈高、中、低分化，以高分化腺癌居多。高分化腺癌腺管排列拥挤、紊乱，细胞轻度异型，结构貌似增生的内膜腺体；低分化腺癌癌细胞分化差，很少形成腺样结构，多呈实性片状排列，核异型性明显，核分裂象多见；中分化腺癌介于高分化腺癌与低分化腺癌之间。

在高分化子宫内膜样腺癌中，若伴有良性化生的鳞状上皮，称腺棘癌；腺癌伴有鳞癌上皮成分，称腺鳞癌。

2. 扩散 以直接蔓延为主。

（1）直接蔓延：上——子宫角、输卵管、卵巢和其他盆腔器官；下——宫颈管、阴道；外——侵透肌层达浆膜而蔓延至卵管和卵巢，并累及腹膜和大网膜。

（2）淋巴道转移：腹主动脉旁淋巴结、腹股沟淋巴结、宫旁淋巴结、髂内外淋巴结、髂总淋巴结。

（3）血行转移：肺、肝、骨。

3. 临床病理联系 早期无自觉症状→癌组织破坏血管致不规则阴道出血→癌组织坏死继发感染致特殊腥臭味→癌侵犯盆腔神经致下腹痛及腰骶痛。

(二) 子宫平滑肌肿瘤

1. 病理变化

(1) 大体：多数肿瘤发生于子宫肌层，也可位于浆膜下或黏膜下。大小不一，单发或多发。肿瘤表面光滑，界清，无包膜，切面灰白、质韧、编织状。当肌瘤间质血管内有血栓形成，肿瘤局部可发生梗死伴出血，肉眼呈暗红色，称红色变性。

(2) 镜下：瘤细胞呈梭形，束状或旋涡状排列，胞质红染，核长杆状，两端钝圆，核分裂象少见，异型性不明显。肿瘤与周围正常平滑肌界限清楚。平滑肌瘤极少恶变，如出现坏死，界不清，细胞异型，核分裂增多，应考虑为平滑肌肉瘤。

2. 临床病理联系 黏膜下肌瘤引起出血，或压迫膀胱引起尿频；血流阻断引起突发性疼痛和不孕、流产；绝经后流血。

第三节 滋养层细胞疾病（滋养层异常）

一、葡萄胎

又称水泡状胎块，是胎盘绒毛的良性病变，可发生于育龄期的任何年龄。

(一) 病理变化

1. 大体 病变局限于宫腔内，不侵入肌层。绒毛高度水肿，形成薄壁水泡状，形似葡萄。若所有绒毛均呈葡萄状，称完全性葡萄胎；部分绒毛呈葡萄状，仍保留正常绒毛，伴有或不伴有胎儿或其附属器官者，称部分性葡萄胎。

2. 镜下 有三个特点：① 绒毛因间质高度水肿而增大；

② 绒毛间质内血管消失，或见少量无功能的毛细血管，内无红细胞；③ 滋养层细胞不同程度增生（葡萄胎的最重要特征），增生的细胞包括合体滋养层细胞和细胞滋养层细胞。

（二）临床病理联系

胎盘绒毛水肿导致子宫明显增大；胚胎早期死亡致听不到胎心；滋养细胞增生致血、尿绒毛膜促性腺激素（HCG）明显增高。

二、侵袭性葡萄胎

以水泡状绒毛侵入子宫肌壁为特征。其与良性葡萄胎的区别是：侵袭性葡萄胎的水泡状绒毛侵入子宫肌层内，形成紫蓝色出血坏死结节，甚至远处转移。

镜下：滋养层细胞增生程度和异型性较显著；常见出血、坏死。

三、绒毛膜癌

是滋养层细胞的高度恶性肿瘤。以 30 岁左右的青年妇女多见。

（一）病理变化

1. 大体　癌结节单个或多个，位于子宫不同部位，常侵入深肌层。由于明显出血坏死，癌结节质软，色暗红或紫蓝。

2. 镜下

（1）由两种细胞构成，异型性明显。细胞滋养层细胞：胞质丰富，核椭圆，呈泡状；合体滋养细胞：体积大，胞质红染，互相融合，多核。

（2）肿瘤无间质血管，出血、坏死明显。无绒毛、无水泡状结构（"三无"）。

（二）扩散

局部蔓延，极易血道转移（以肺和阴道壁最常见，绒毛膜癌的显著特点）。

四、胎盘部位滋养细胞肿瘤

源自胎盘绒毛外中间滋养叶细胞，相当少见。

第四节 卵巢肿瘤

卵巢肿瘤种类繁多、结构复杂，依照其组织发生可分为三大类：

1. <u>上皮性肿瘤</u> 浆液性肿瘤、黏液性肿瘤、子宫内膜样肿瘤、透明细胞肿瘤、移行细胞肿瘤。

2. <u>生殖细胞肿瘤</u> 畸胎瘤、无性细胞瘤、内胚窦瘤、绒毛膜癌。

3. <u>性索间质肿瘤</u> 颗粒细胞瘤-卵泡膜细胞瘤、支持细胞-间质细胞瘤。

一、卵巢上皮性肿瘤

<u>卵巢上皮性肿瘤是最常见的卵巢肿瘤</u>，占所有卵巢肿瘤的90%，可以分为良性、交界性、恶性。绝大多数上皮性肿瘤来源于卵巢表面上皮，由胚胎期覆盖在生殖嵴表面的体腔上皮转化而来。

(一) 浆液性肿瘤

1. <u>浆液性囊腺瘤是卵巢最常见的肿瘤</u>，其中浆液性囊腺癌占全部卵巢癌的近40%。良性和交界性肿瘤多发生于30~40岁的女性，囊腺癌则年龄偏大。

2. 病理变化

(1) 大体：<u>双侧发生多见</u>。肿瘤由单个或多个纤维分隔的囊腔组成，囊内常含清亮液。良性瘤内壁一般光滑；交界瘤可见较多的乳头；大量实性组织和乳头在肿瘤中出现应怀疑为癌。

(2) 镜下

1) 良性瘤：囊腔由<u>单层立方或矮柱状上皮衬覆，具有纤</u>

毛,与输卵管上皮相似,一般乳头较宽,细胞形态一致,无明显异型性。

2) 交界瘤:上皮层次增加,达2~3层,乳头增多,细胞异型,但无间质的破坏和浸润。

3) 浆液性囊腺癌:细胞层次超过3层,最主要的特点是伴有癌细胞间质浸润。瘤细胞异型性明显,核分裂象增多,乳头分支多而复杂,或呈未分化的特点。常见沙砾体。

(二) 黏液性肿瘤

1. 较浆液性肿瘤少见。其中约85%是良性和交界瘤。发病年龄与浆液性肿瘤相同。

2. 病理变化

(1) 大体:单侧发生多见。肿瘤表面光滑,由多个大小不一的囊腔构成,腔内含黏稠液体。若肿瘤查见较多乳头和实性区域,或有出血、坏死及包膜浸润,则可能为恶性。

(2) 镜下

1) 良性瘤:囊腔被覆单层高柱状上皮,无纤毛,和子宫颈及小肠的上皮相似,细胞形态一致,无明显异型性。

2) 交界瘤:含有较多乳头结构,细胞层次增加,一般不超过3层,核轻至中度异型性,但无间质和被膜浸润(与癌的重要鉴别点)。

3) 黏液性囊腺癌:瘤细胞异型性明显,形成复杂的腺体和乳头,可有出芽、搭桥及巢状区。如能确认有间质浸润,则可诊断为癌。

二、卵巢性索间质肿瘤

1. 颗粒细胞瘤　低度恶性,伴有雌激素分泌的功能性肿瘤,瘤细胞小而一致,常呈咖啡豆样外观,可见 Call-Exner 小体。

2. 卵泡膜细胞瘤　良性功能性肿瘤,肿瘤由成束的短梭形细胞组成,核卵圆形,胞质由于含脂质而呈空泡状。

3. 支持-间质细胞瘤 能分泌少量雄激素，肿瘤由支持细胞和间质细胞按不同比例混合而成。分为高、中、低分化，低分化者可复发或转移。

三、卵巢生殖细胞肿瘤

1. 畸胎瘤 大多数肿瘤含有至少两个或三个胚层的组织成分。

(1) 成熟畸胎瘤：属于良性，是最常见的生殖细胞肿瘤。好发于20～30岁的女性。肿瘤多为囊性，囊内含毛发及皮脂样物。预后好。

(2) 未成熟畸胎瘤：肿瘤组织中查见未成熟组织，常见为神经组织及未成熟的骨或软骨。预后与肿瘤的分化有关。

2. 无性细胞瘤 是由未分化、多潜能原始生殖细胞组成的恶性肿瘤。对放疗和化疗敏感。

3. 胚胎性癌 是高度恶性肿瘤。

4. 卵黄囊瘤 又称内胚窦瘤，是高度恶性肿瘤。镜下组织结构多样：疏网状结构、Schiller-Duval 小体、多泡性卵黄囊结构、细胞外嗜酸性小体。

第五节 前列腺疾病

一、前列腺增生症

以前列腺上皮和间质增生为特征，发生与激素平衡失调有关。多发生于前列腺的内区、移行区和尿道周围区。是50岁以上男性的常见疾病，发病率随年龄的增加而递增。

1. 大体 前列腺呈结节状，颜色和质地与增生的成分有关。

2. 镜下 前列腺增生的成分主要由纤维、平滑肌和腺体（腺体由两层细胞构成，有完整的基底膜）组成，三种成分比例因人而异；可见淀粉小体、鳞状上皮化生和小灶性梗死。

二、前列腺癌

源自前列腺上皮的恶性肿瘤,多发生于50岁以后。

(一)病理变化

1. 大体 多数肿瘤发生在前列腺的周围区,以后叶多见,切面结节状,质地韧硬,界不清。

2. 镜下 多数为分化较好的腺癌,肿瘤腺泡较规则,排列拥挤,可见背靠背现象;腺体由单层立方或柱状上皮构成,外层的基底细胞常缺如;细胞质一般无显著变化,但胞核体积增大,呈空泡状,含有一个或多个大核仁。高分化前列腺癌最可靠的恶性证据是包膜、血管、淋巴管和周围神经的浸润。

(二)临床病理联系

局部浸润精囊和膀胱致尿道梗阻;血道转移主要转移到骨,以脊椎骨最常见;淋巴结转移首先至闭孔淋巴结。前列腺癌的PSA和PAP的分泌量高出正常前列腺,如二者均阳性,且水平明显增高,应高度怀疑为癌。

第六节 睾丸和阴茎肿瘤

一、睾丸肿瘤

除卵巢囊腺瘤极少发生在睾丸外,和卵巢性索间质及生殖细胞肿瘤相同类型的肿瘤均可发生在睾丸,本节不再赘述。

二、阴茎肿瘤

阴茎鳞状细胞癌源自阴茎的鳞状上皮,多发生于40~70岁的男性,发病与HPV有一定关系。

病理变化:大体,肿瘤呈乳头状或扁平型;镜下,为分化程度不一的鳞状细胞癌。

第七节 乳腺疾病

一、乳腺增生性疾病

（一）乳腺纤维囊性变

多发生于 25～45 岁的女性。病理变化分为两种：

1. 非增生型　大体：常为双侧，多灶性小结节状分布，界不清；镜下：囊肿被覆的上皮多数为扁平上皮，偶见钙化，间质可见玻璃样变，囊肿上皮可见大汗腺化生。

2. 增生型　除囊肿形成和间质纤维增生外，往往伴有末梢导管和腺泡上皮增生。依据上皮增生的轻重程度分为轻度、旺炽性增生、非典型增生、原位癌。

（二）硬化性腺病

是增生型纤维囊性变的少见类型，主要特征为小叶末梢导管上皮、肌上皮、间质纤维组织增生，小叶中央或小叶间的纤维组织增生致小叶腺泡受压而扭曲变形，一般无囊肿形成。

二、乳腺纤维腺瘤

是乳腺最常见的良性肿瘤，多发生于 20～30 岁女性，单个或多个，单侧或双侧。

大体：圆形结节状，界清，切面灰白、质韧、略呈分叶状，可见裂隙区域。

镜下：肿瘤由增生的纤维组织和腺体构成，腺体呈圆形或裂隙状，间质常疏松，可发生玻璃样变或钙化。

三、乳腺癌

是来自乳腺终末导管小叶单元上皮的恶性肿瘤，常发生于 40～60 岁女性，半数以上发生于外上象限。

（一）病理变化

大致分为非浸润性癌和浸润性癌两大类。

1. 非浸润性癌（原位癌）

(1) 导管内原位癌：发生于乳腺小叶的终末导管，癌细胞局限于扩张的导管内，导管基底膜完整。根据组织学改变分为粉刺癌和非粉刺型导管内癌。

粉刺癌：癌细胞异型性明显，切面扩张的导管内含灰白色软膏样坏死物质，挤压可由导管内溢出，状如皮肤粉刺，故称粉刺癌。

(2) 小叶原位癌：发生于乳腺小叶的末梢导管和腺泡，常为多中心性。扩张的末梢导管和腺泡内充满呈实性排列的癌细胞，癌细胞异型性常较导管内癌小，增生的癌细胞未突破基膜。

(3) 佩吉特病（Paget disease）：又称湿疹样癌，伴有或不伴有间质浸润的导管内癌的癌细胞沿乳腺导管向上扩散，累及乳头、乳晕，在表皮内见大而异型的、胞质透明的肿瘤细胞孤立或成簇分布。

2. 浸润性癌

(1) 浸润性导管癌：是最常见的乳腺癌类型，导管内癌的癌细胞突破导管基膜向间质浸润。镜下组织学形态多种多样，癌细胞大小形态各异。

大体：肿瘤灰白色，质硬，界不清，活动度差；乳头下陷（肿瘤侵及乳头又伴有纤维组织增生、收缩）；皮肤橘皮样改变（癌组织阻塞真皮内淋巴管，皮肤水肿，而毛囊汗腺处皮肤相对下陷）；卫星结节。

(2) 浸润性小叶癌：由小叶原位癌穿透基膜向间质浸润所致，癌细胞呈单行串珠状或细条索状浸润于纤维间质之间，或环状排列在正常导管周围，细胞形态与小叶原位癌的瘤细胞相似。大体：肿瘤切面呈橡皮样，色灰白柔韧，界不清。

(3) 特殊类型癌：髓样癌、黏液癌、小管癌。

(二) 扩散

1. 直接蔓延　可侵犯邻近组织，甚至胸大肌、胸壁。

2. 淋巴道转移　最常见的转移途径，首先至同侧腋窝淋巴结，晚期至锁骨上淋巴结。

3. 血道转移　肺、肝、骨、脑等。

第十四章

内分泌系统疾病

第一节 垂体疾病

垂体位于蝶鞍垂体窝内,由神经垂体和腺垂体组成。腺垂体远侧部又称垂体前叶,腺垂体的神经部和神经垂体的中间部合称后叶。

一、下丘脑及垂体后叶疾病

1. 尿崩症 抗利尿激素缺乏或减少。
2. 性早熟症 过早分泌释放促性腺激素。

二、垂体前叶功能亢进与低下

1. 垂体性巨人症及肢端肥大症 垂体生长激素腺瘤分泌过多生长激素(GH)所致。
2. 高催乳素血症 一部分由于垂体催乳激素腺瘤分泌过多催乳素(PRL)所致,一部分由下丘脑病变或药物所致。
3. 垂体性侏儒症 垂体前叶分泌生长激素部分或完全缺乏。
4. Simmond 综合征 由于炎症、肿瘤等原因使垂体前叶各种激素分泌障碍的一种综合征。
5. Sheehan 综合征 垂体缺血性萎缩、坏死,导致前叶各种激素分泌减少的一种综合征。

三、垂体肿瘤

1. 垂体腺瘤　是鞍区最常见的肿瘤，来自垂体前叶上皮细胞的良性肿瘤。垂体腺瘤中功能性腺瘤约占65%，催乳素细胞腺瘤为垂体腺瘤中最多的一种。

(1) 大体：垂体腺瘤生长缓慢，大小不一，质软、色灰白、灰粉，可有灶性出血、囊性变、钙化、纤维化。

(2) 镜下：肿瘤失去正常组织结构特点，瘤细胞似正常的垂体前叶细胞。多数腺瘤由单一细胞构成，排列成片状、条索、巢状、腺样或乳头状。

2. 垂体腺癌　少见，目前尚无统一的诊断标准。

第二节　甲状腺疾病

一、弥漫性非毒性甲状腺肿

又称单纯性甲状腺肿，由于缺碘使甲状腺分泌不足，促甲状腺素（TSH）分泌增多，甲状腺滤泡上皮增生，滤泡内胶质堆积而使甲状腺肿大。一般不伴有甲状腺功能亢进。常呈地方性分布，也可为散发性。

(一) 病理变化

分三个时期：

1. 增生期

(1) 大体：甲状腺弥漫性对称性中度增大，一般不超过150g，表面光滑。

(2) 镜下：滤泡上皮增生呈立方或低柱状，伴小滤泡和小假乳头形成，胶质少，间质充血，甲状腺功能无明显改变。

2. 胶质贮积期

(1) 大体：甲状腺弥漫性对称性显著增大，重200～300g。

(2) 镜下：部分上皮增生，大部分上皮复旧变扁平，滤泡腔高度扩大,内含大量胶质。

3. 结节期　又称结节性甲状腺肿。

(1) 大体:不对称结节状增大,结节大小不一,无完整包膜,切面可见出血、囊性变、坏死、钙化、瘢痕。

(2) 镜下:滤泡上皮局灶性增生、复旧或萎缩不一致,分布不均。

(二) 病因和发病机制

缺碘、致甲状腺肿因子的作用、高碘、遗传与免疫。

二、弥漫性毒性甲状腺肿

指血中甲状腺素过多,作用于全身各组织所引起的临床综合征,多见于女性。

1. 大体　甲状腺弥漫性对称性增大,表面光滑,血管充血,质较软,切面灰红。

2. 镜下

(1) 滤泡上皮增生呈高柱状,可呈乳头状增生,并有小滤泡形成。

(2) 滤泡腔内胶质稀薄,吸收空泡。

(3) 间质血管丰富、充血,淋巴组织增生。

三、甲状腺功能低下

是甲状腺素合成和释放减少或缺乏而出现的综合征。根据年龄不同表现为<u>克汀病(呆小症)或黏液水肿。</u>

四、甲状腺炎

一般分为急性、亚急性、慢性三种。急性甲状腺炎是由细菌感染引起的化脓性炎,少见;亚急性甲状腺炎一般认为与病毒感染有关;慢性淋巴细胞性甲状腺炎是一种自身免疫性疾病。

	亚急性甲状腺炎	慢性淋巴细胞性甲状腺炎	慢性纤维性甲状腺炎
病因	可能与病毒感染有关	自身免疫病	病因不明
又名	肉芽肿性甲状腺炎	桥本甲状腺炎	Riedel甲状腺肿
镜下	有破裂坏死的滤泡；类似结核结节的肉芽肿及纤维化	滤泡破坏萎缩（小叶结构保存）；大量淋巴细胞浸润、淋巴滤泡形成；上皮嗜酸性变	滤泡明显萎缩（小叶结构消失）；纤维组织明显增生，少量淋巴细胞浸润
大体	不均匀轻度肿大、与周围粘连、质硬、有压痛	对称弥漫增大；表面光滑、少有粘连、包膜完整、橡皮样	不对称肿大；浸润甲状腺包膜及周围组织；木样硬、无压痛

五、甲状腺肿瘤

（一）甲状腺腺瘤

甲状腺滤泡上皮发生的常见**良性肿瘤**，根据组织形态学特点可以分为单纯型腺瘤、胶样腺瘤、胎儿型腺瘤、胚胎型腺瘤（梁状和实性腺瘤）、滤泡性腺瘤和嗜酸细胞型腺瘤。

甲状腺腺瘤和结节性甲状腺肿的鉴别点

项目	腺瘤	结节性甲状腺肿
包膜	完整	不完整
数量	一般单个	多发性结节，常双侧
结构	较均匀，可分型	不均匀，滤泡大小不一
周围甲状腺组织	较正常	常有类似改变
边缘甲状腺组织	有挤压现象	无受挤压现象

（二）甲状腺癌

较常见的恶性肿瘤，任何年龄均可发生，以 40~50 岁多见。

1. **乳头状癌** 甲状腺癌中最常见的类型，肿瘤生长缓慢，恶性程度低，预后好，局部淋巴结转移较早。

大体：肿瘤一般呈圆形，无包膜，质地硬，切面灰白，可有囊形成，常伴有出血、坏死、纤维化和钙化。

镜下：乳头分支多，乳头中心有纤维血管间质（真乳头），间质内常见同心圆状的钙化小体（砂粒体），有助于诊断。癌细胞可分化程度不一，核染色质少，常呈毛玻璃样。

微小癌：癌直径<1cm。

2. 滤泡癌　比乳头状癌恶性程度高、预后差，较常见，仅次于甲状腺乳头状癌，多发生于40岁以上女性，早期易血道转移。

大体：结节状，包膜不完整，境界较清楚，切面灰白、质软。

镜下：可见不同分化程度的滤泡，分化好的滤泡癌很难与腺瘤区别，注意是否有包膜和血管侵犯。

3. 髓样癌　又称C细胞癌，由滤泡旁细胞（即C细胞）发生的恶性肿瘤，40～60岁为高发年龄，90%的肿瘤分泌降钙素，产生严重腹泻和低钙血症。

大体：单发或多发，可有假包膜，切面灰白或黄褐色，质实而软。

镜下：瘤细胞圆形或多角、梭形，核圆或卵圆，核仁不明显。瘤细胞呈实性片状或乳头状、滤泡状排列，间质内常有淀粉样物质沉着。

4. 未分化癌　又称肉瘤样癌，多发生于50岁以上，女性较多。生长快，早期即可有浸润和转移，恶性程度高，预后差。

第三节　肾上腺疾病

一、肾上腺皮质功能亢进

肾上腺分泌三大类激素，即盐皮质激素、糖皮质激素和肾上腺雄激素或雌激素。每种激素分泌过多时均可引起相应的临床综合征，常见的有两种：① 皮质醇增多症，又称库欣综合征；② 醛固酮增多症。

二、肾上腺皮质功能低下

分为急性肾上腺皮质功能低下、慢性肾上腺皮质功能低下。

三、肾上腺肿瘤

1. **肾上腺皮质腺瘤** 肾上腺上皮细胞发生的一种良性肿瘤，女性多于男性，且儿童多见。

大体：一般较小，有完整包膜，切面实性，金黄色，可见出血、囊性变或钙化。

镜下：主要由富含类脂质的透明细胞构成，瘤细胞与正常皮质细胞相似。

2. **肾上腺皮质癌** 少见，仅少数发生在成人。

3. **肾上腺髓质肿瘤** 以嗜铬细胞瘤为例，是由肾上腺髓质嗜铬细胞发生的一种少见的肿瘤，又称肾上腺内副神经节瘤。

大体：常单侧单发，右侧多于左侧，可有完整包膜，切面灰白或灰粉，常有出血、坏死、钙化及囊性变。

镜下：瘤细胞呈大多角形，少数呈梭形或柱状，并有多形性，胞质内含大量嗜铬颗粒。免疫组化嗜铬蛋白A、神经微丝蛋白阳性。

第四节 胰岛疾病

成人胰岛内主要由四种内分泌细胞组成：A细胞（分泌胰高血糖素）、B细胞（分泌胰岛素）、D细胞（分泌生长抑素）、PP细胞（分泌胰多肽）。

一、糖尿病

体内胰岛素相对或绝对不足或靶细胞对胰岛素敏感性降低，或胰岛素本身在结构上的缺陷而引起糖类（碳水化合物）、脂肪、蛋白质代谢紊乱的一种慢性疾病。

病理变化：胰岛病变、血管病变、肾病变、视网膜病变、神经系统病变、其他组织或器官病变。

二、胰岛细胞瘤

又称胰岛细胞腺瘤，好发部位依次为胰尾、体、头部，异位胰腺也可发生。瘤细胞形似正常胰岛细胞，多数具有内分泌功能。

第十五章

神经系统疾病

第一节 神经系统的细胞及其基本病变

一、神经元

1. 绝大多数神经元都有一个体积较大的核,核仁明显,胞质内有丰富的粗面内质网,可见尼氏小体。

2. 神经元的基本病变包括

(1) 急性损伤性病变:红色神经元是急性缺血缺氧、感染和中毒等引起的神经元的凝固性坏死,最常见于大脑皮质的锥体细胞和小脑 Purkinje 细胞。

(2) 亚急性或慢性神经元损伤(变性):神经元慢性渐进性变性以至死亡的过程,多见于缓慢进展。

(3) 中央性尼氏小体溶解与轴突反应:常由病毒感染、缺氧、维生素 B 缺乏及轴突损伤等引起,表现为神经元肿胀变圆,核偏位,胞质中央尼氏小体溶解消失;轴突损伤时,轴突也出现轴索断裂、髓鞘脱失等变化。

(4) 包涵体形成:神经元胞质中出现脂褐素包涵体,多见于老年人;病毒性包涵体可出现于神经元胞质或胞核内,只有 Negri 小体有诊断价值。

(5) 细胞结构蛋白异常:可见于老年痴呆(神经原纤维缠结)和震颤性麻痹(Lewy 小体)。

二、神经胶质细胞

（一）星形胶质细胞

1. 功能 对神经元及其突起起支持、供能、解毒、神经递质的灭活、维持神经元的正常兴奋性、参与血脑脊液屏障的形成等作用。

2. 基本病变 肿胀、反应性胶质化、包涵体形成等。

（1）肿胀：神经系统受损后最早出现的形态变化。

（2）反应性胶质化：是神经系统受损后的修复反应，可形成胶质瘢痕，其机械强度较纤维瘢痕弱。

（3）胞质内包涵体形成：如 Rosenthal 纤维、淀粉样小体等。

（二）少突胶质细胞

1. 主要功能为形成髓鞘。多个少突胶质细胞围绕神经元称为卫星现象，其意义不明。

2. 病变表现为：脱髓鞘和白质营养不良。

（三）室管膜细胞

呈立方状覆盖于脑室系统内面。各种致病因素均可引起局部室管膜细胞丢失，由星形胶质细胞增生充填。

三、小胶质细胞

属单核巨噬细胞系统。其对损伤的常见反应有：噬神经细胞现象，巨噬细胞吞噬神经元碎片后形成泡沫细胞或格子细胞；增生，可形成小胶质细胞结节。

第二节 中枢神经系统感染性疾病

一、细菌性疾病

脑膜炎和脑脓肿常见。脑膜炎包括硬脑膜炎和软脑膜炎。硬脑膜炎多继发于颅骨感染，有三种基本类型：化脓性脑膜炎、淋巴细胞性脑膜炎、慢性肉芽肿性脑膜炎。

(一) 病因和发病机制

1. 脑膜炎奈瑟菌具有荚膜,能抵抗体内白细胞的吞噬作用,并能产生内毒素致病。

2. 脑膜炎奈瑟菌存在于患者和带菌者的鼻咽部,借飞沫经呼吸道传染。

3. 致病菌定位于软脑膜,引起化脓性炎症,一般呈弥漫性分布。

(二) 病理变化

1. 大体　脑脊膜血管高度扩张充血,蛛网膜下腔可见脓性渗出物。

2. 镜下　蛛网膜血管高度扩张充血,蛛网膜下腔增宽,其中有大量中性粒细胞及纤维蛋白渗出和少量单核细胞、淋巴细胞浸润。

(三) 临床病理联系

1. 发热等感染性全身性症状。

2. 颅内压升高症状　脑膜血管充血、蛛网膜下腔渗出物堆积等影响脑脊液吸收所致。

3. 脑神经麻痹　基底部脑膜炎累及脑神经。

4. 脑脊液变化　压力升高,混浊不清,含大量脓细胞,蛋白质增多,糖减少,涂片和培养可找到病原体。

(四) 结局和并发症

及时治疗及应用抗生素,大多数可痊愈;治疗不当则可转为慢性,并发生脑积水、脑神经受损麻痹、脑缺血梗死等后遗症。

二、病毒性疾病

(一) 中枢神经系统病毒感染特点

(1) 绝对细胞内寄生,不同的病毒可定位于不同的细胞或核团。

(2) 病毒感染的细胞病变：细胞溶解（神经元）；小胶质细胞增生；炎细胞以淋巴细胞、巨噬细胞、浆细胞为主，常围绕血管呈袖套现象。

(二) 流行性乙型脑炎

乙型脑炎病毒感染所致，多在夏秋季流行，病情急重，临床表现为高热、嗜睡、抽搐、昏迷等。

1. 病因及传染途径　乙型脑炎病毒的传播媒介和长期贮存宿主为蚊。带病毒的蚊叮咬人吸血时，病毒侵入人体。病毒能否进入中枢神经系统，取决于机体免疫反应和血脑屏障功能状态。

2. 病理变化　病变广泛累及整个中枢神经系统灰质，以大脑皮质深层、基底核、视丘最为严重。大体：脑膜充血，脑水肿明显，可见半透明软化灶，境界清楚；镜下：可见血管高度扩张充血，炎细胞浸润，神经细胞变性、坏死，软化灶形成，胶质细胞增生。

3. 临床病理联系　神经元广泛受累可致嗜睡、昏迷，常是最早出现的和主要的症状；脑神经核受损可致脑神经麻痹；脑水肿、颅内压升高，出现头痛、呕吐，甚至脑疝。

三、海绵状脑病

海绵状脑病是一组慢病毒感染的疾病，包括克-雅病（CJD）、库鲁病、致死性家族性失眠症（FFI）和Gerstmann-Straussler综合征（GSS）以及动物的疯牛病、羊瘙痒症等。

1. 发病机制　致病因子为朊蛋白（PrP），异常的PrP不能被降解，且具有传染性，可在神经系统中沉积并导致神经系统病变。

2. 病理变化　典型肉眼病变为大脑萎缩，主要累及大脑皮质和深部灰质，呈灶性分布；镜下见神经元胞质内出现大量的空泡，呈现海绵状外观，可有神经元死亡缺失和反应性胶质化，无炎症反应。

3. 临床类型　克-雅病多为散发病例，临床出现步态异常、肌阵挛、共济失调和迅速发展的痴呆；变异性克-雅病；GSS。

第三节　缺氧与脑血管病

一、缺血性脑病

是指由于低血压、心搏骤停、失血、低血糖、窒息等原因引起的全脑损伤。

（一）病变的影响因素

1. 脑的不同部位和不同的细胞对缺氧的敏感性不同，各类细胞对缺氧敏感性由高至低依次为：神经元、星形胶质细胞、少突胶质细胞、内皮细胞。

2. 脑损伤程度取决于缺血（氧）的程度和持续时间以及患者的存活时间。损伤的部位还和局部的血管分布及血管的状态有关。

（二）病理变化

1. 脑缺血的组织学变化　神经元中央性尼氏小体溶解和坏死（红色神经元），髓鞘和轴突崩解，星形胶质细胞肿胀；脑水肿，中性粒细胞和巨噬细胞浸润；星形胶质细胞明显增生，出现修复反应，最终形成胶质瘢痕。

2. 缺血性脑病的常见类型　层状坏死、海马硬化、边缘带梗死。

二、阻塞性脑血管病

脑梗死是由于血管阻塞（血栓性阻塞或栓塞性阻塞）引起局部血供中断所致。

（一）血栓性阻塞

常发生在动脉粥样硬化的基础上。此种阻塞发展较慢，所致脑梗死症状常在短时间内不断发展，表现为偏瘫、神志不清、失语。

(二) 栓塞性阻塞

1. 栓子可来源于全身各处,以心源性居多;病变常累及大脑中动脉供应区;发生常较突然,临床表现急骤,预后较差。

2. 病理变化　分贫血性和出血性。

三、脑出血

(一) 脑内出血

1. 脑内出血的最常见原因是高血压,也可见于血液病、血管瘤破裂等。

2. 大块型脑出血常急骤起病,患者突感剧烈头痛,随即频繁呕吐、意识模糊,进而昏迷。神经系统体征依出血的部位和出血范围而定。

(二) 蛛网膜下腔出血

1. 自发性蛛网膜下腔出血常见原因在青年人为先天性球性动脉瘤破裂,老年人常系动脉粥样瘤破裂所致。

2. 临床表现为突发剧烈头痛、脑膜刺激症状和血性脑脊液。

(三) 混合性出血

常由动静脉畸形引起。

第四节　神经系统肿瘤

神经系统肿瘤包括中枢神经系统肿瘤和外周神经肿瘤,均分原发性和转移性肿瘤两类。

一、中枢神经系统肿瘤

(一) 胶质瘤

1. 星形细胞肿瘤　高峰发病年龄在30～40岁,男性多于女性,以大脑额叶和颞叶最多见。分为:毛细胞性星形细胞瘤、室管膜下巨细胞星形细胞瘤、多形性黄色星形细胞瘤、弥漫性星形细胞瘤、间变型星形细胞瘤、胶质母细胞瘤等。

(1) 弥漫性星形细胞瘤（WHO Ⅱ级）：是常见的星形细胞瘤，分为纤维型（最常见）、原浆型、肥胖型和混合细胞型等亚型。纤维型镜下见肿瘤含有原纤维背景，瘤细胞分化良好，但边界不清。

(2) 间变型星形细胞瘤（WHO Ⅲ级）：肉眼见肿瘤呈浸润型生长，囊性变少见，组织学上瘤细胞密度较大，核异型性明显。

(3) 胶质母细胞瘤：高度恶性，发展迅速，预后极差。大体，肿瘤为结节或巨块状，浸润范围广，瘤体因出血坏死呈红褐色；镜下，细胞密集，异型性明显，可见瘤巨细胞，间质血管增生极为显著。

(4) 毛细胞型星形细胞瘤：主要见于儿童和青少年，生长缓慢，预后良好。大体：肿瘤有相对边界，常见囊性变；镜下：瘤细胞呈双极性，细胞两端发出纤细的毛发状突起，可见嗜酸性小体Rosenthal纤维。

2. 少突胶质细胞肿瘤　分为少突胶质细胞瘤和间变型少突胶质细胞瘤。手术不易切除干净，易复发。

(1) 少突胶质细胞瘤：好发于大脑半球皮质浅层，额叶最多见。大体，瘤体呈灰红色，界限不清，出血、囊性变和钙化较常见；镜下，见肿瘤呈浸润性生长，与周围无界限，瘤细胞大小较一致，形态单一。

(2) 间变型少突胶质细胞瘤：好发部位和大体形态与少突胶质细胞瘤相似，但可见大片坏死；镜下除少突胶质细胞瘤基本特征外，瘤细胞体积、密度变大。

3. 室管膜肿瘤　室管膜瘤最常见，可发生于脑室系统任何部位，尤以第四脑室和脊髓最为常见。

大体：瘤体边界清楚，球状或分叶状，切面灰白色，质地均匀或细颗粒状。

镜下：瘤细胞密度中等，大小形态一致，<u>特征性结构是瘤细胞围绕管腔呈放射状排列形成的室管膜菊形团，或围绕血管排列并以细长胞突与血管壁相连形成假菊形团</u>。

所有室管膜瘤都表达S-100蛋白和波形蛋白，大部分表达GFAP。

4. 髓母细胞瘤　是中枢神经系统中最常见的胚胎性肿瘤，均发生于小脑，高度恶性，WHO Ⅳ级。

大体：肿瘤切面呈鱼肉状，色灰红，边界不清，可见出血坏死。

镜下：肿瘤细胞核着色深，胞质少而边界不清，可见核分裂，细胞密集，<u>典型结构是瘤细胞环绕纤维心呈放射状排列，形成 Homer-Wright 菊形团，具有诊断意义</u>。

免疫组化可见突触素（Syn）、神经乙酰化酶（NSE）、GFAP 阳性。

(二) 脑膜瘤

起源于脑膜皮细胞，是最常见的脑膜原发性肿瘤。好发于中老年人，女性多于男性。大多为良性，生长缓慢，易于手术切除，在中枢神经系统肿瘤中预后最好。

大体：肿瘤常与硬膜紧密相连，呈球形或分叶状，包膜完整，呈膨胀性生长。

镜下：瘤细胞分化良好，<u>特征性病变是脑膜皮细胞呈大小不等同心圆状或旋涡状排列，其中央的血管壁常有透明变性，钙化形成砂粒体</u>。

所有脑膜瘤均表达<u>波形蛋白</u>，大多表达<u>EMA</u>，个别 S-100 阳性。

二、外周神经肿瘤

1. 神经鞘瘤　源于施万细胞的<u>良性</u>肿瘤，可发生于身体任何部位的神经干或神经根。

(1) 大体：神经鞘瘤有完整包膜，质实，压迫临近组织，但不发生浸润，与其所发生的神经粘连在一起。

(2) 镜下：可见紧密排列的束状型（Antoni A 型）和排列稀疏的网状型（Antoni B 型）两种形态的组织成分组成。

2. 神经纤维瘤　多发生于皮下，可单发或多发。

(1) 大体：肿瘤境界明显，无包膜，质实，常不能找到其发源的神经。

(2) 镜下：可见肿瘤由增生的神经鞘膜细胞和成纤维细胞构成，排列紧密。

3. 恶性外周神经鞘膜瘤　可由外周型神经纤维瘤，尤其是神经纤维瘤病恶变形成。

常呈多发性，侵袭性较高；瘤细胞有较多核分裂象并伴血管增生和细胞坏死。

三、转移性肿瘤

可见于白血病、肺癌、乳腺癌等转移至中枢神经系统。

第五节　神经系统变性疾病

变性疾病原因不明，病变特点在于选择性地累及某 1~2 个功能系统的神经细胞而引起受累部位特定的临床表现；共同病理特点是受累部位神经元的萎缩、死亡和星形胶质细胞增生。

一、阿尔茨海默病

阿尔茨海默病（AD）又称老年痴呆，是以进行性痴呆为主要临床表现的大脑变性疾病。

1. 病理变化

(1) 大体：脑萎缩明显，脑回窄，脑沟宽，病变以额叶、顶叶及颞叶最显著。

(2) 镜下：老年斑、神经原纤维缠结、颗粒空泡变性、Hirano 小体。

2. 病因和发病机制　病因和发病机制不明，可能与受教育程度、遗传因素、金属离子损伤、继发性递质改变有关。

二、Parkinson 病

Parkinson 病（PD）又称震颤性麻痹，是一种缓慢进行性疾病，临床表现为震颤、肌强直、运动减少、姿势及步态不稳、起步及止步困难、假面具样面容等。

1. 发病机制　与纹状体黑质多巴胺系统损害有关。
2. 病理变化
（1）大体：黑质和蓝斑脱色（特征性变化）。
（2）镜下：神经黑色素细胞丧失，残留的神经细胞中有 Lewy 小体形成。

第六节　脱髓鞘疾病

原发性脱髓鞘疾病是一类原先已形成的髓鞘脱失，而轴索相对保留的疾病；临床表现取决于脱髓鞘继发性轴突损伤和再生髓鞘的程度。

继发性脱髓鞘即感染、缺氧等原因引起的脱髓鞘。

一、多发性硬化症

多发性硬化症（MS）在中年妇女多见，病情以发作和缓解反复交替为特征。

1. 病因和发病机制　病因不明，可能与遗传因素、人文地理因素、感染因素有关。
2. 病理变化
（1）经典型 MS 病变分布广泛，可累及大脑、脑干、脊髓、视神经等处。
（2）大体：病灶圆形或不整形，大小不等，数目多少不一；镜下：主要变化为脱髓鞘。
3. 临床病理联系　病变分布广泛且轻重不等，故临床表现多样。

二、急性播散性脑脊髓炎

1. 可见于病毒感染后或疫苗接种后，临床表现为发热、呕吐、嗜睡、昏迷。

2. 病变特点为静脉周围脱髓鞘伴炎性水肿和以淋巴细胞、巨噬细胞为主的炎性细胞浸润。脱髓鞘进展迅速，轴突一般不受累。病变呈多发性，累及脑和脊髓各处。

三、急性坏死出血性白质脑炎

1. 罕见，发展迅速而凶险，常是败血性休克、过敏反应的一种严重并发症。

2. 病变特点为脑肿胀伴白质点状出血；镜下小血管局灶性坏死，血管周围脱髓鞘伴炎细胞浸润，脑水肿。

第七节 中枢神经系统疾病的常见并发症

中枢神经系统疾病最常见而重要的并发症为颅内压升高、脑水肿、脑积水。

一、颅内压升高及脑疝形成

1. 颅内压升高

（1）侧卧位的脑脊液压超过 2kPa 即为颅内压增高。

（2）主要原因是颅内占位性病变和脑脊液循环阻塞所致的脑积水。

（3）分三个不同的时期：代偿期、失代偿期、血管运动麻痹期。

2. 脑疝形成

（1）颅内压升高可引起脑移位、脑室变形，使部分脑组织嵌入颅脑内的分隔和颅骨孔道导致脑疝形成。

（2）常见脑疝有扣带回疝、小脑天幕疝、小脑扁桃体疝。

二、脑水肿

1. 脑组织中液体过多贮积所致,是颅内压升高的一个重要原因。

2. 常见脑水肿类型为:血管源性脑水肿(最常见)、细胞毒性脑水肿。

三、脑积水

脑脊液量增多伴脑室扩张称为脑积水,其发生的主要原因是脑脊液循环的通路被阻断,可引起脑室扩张,脑组织受压萎缩。

第十六章

传染病及真菌病

第一节 传染病概论

一、病原微生物的传播

1. 传染病的流行过程必须具备<u>传染源、传播途径、易感人群</u>三个基本环节。

2. 细菌和病毒为最常见的致病微生物，其传播途径主要环节包括：

(1) 宿主的防御屏障及病原微生物的侵入。

(2) 病原微生物在宿主体内的播散。

(3) 病原微生物从宿主体内释出。

3. 主要传播途径　消化道传播、呼吸道传播、虫媒传播、接触传播、母婴传播。

二、病原微生物的致病机制

1. 病原体损伤宿主细胞的机制

(1) 病原体直接引起细胞死亡。

(2) 病原体释放内、外毒素或酶等杀伤细胞。

(3) 病原体引起机体免疫反应。

2. 病毒致病机制

(1) 通过病毒特异性蛋白和宿主细胞表面受体相结合，病毒只感染某些特异细胞。

(2) 病毒进入靶细胞。

(3) 病毒进入细胞后复制。

(4) 病毒可潜伏感染，即病毒进入细胞内不能完成病毒复制的全部环节，病毒感染也可持续存在。

(5) 病毒损害和杀死宿主细胞。

3. 细菌致病机制

(1) 细菌黏附在宿主靶细胞表面，是细菌侵入机体的第一步。

(2) 细菌毒素包括内毒素和外毒素。内毒素来自于革兰阴性菌细胞壁外层结构中的脂多糖成分；外毒素主要由革兰阳性菌和部分革兰阴性菌产生并释放到菌体外，是可直接引起细胞损伤的蛋白质。

三、微生物的免疫逃逸

病原体逃避宿主免疫系统杀伤的途径：

1. 保留不易接近性。

2. 裂解抗体、抵抗补体介导的溶解作用或在吞噬细胞内存活。

3. 抗原变异和释放。

4. 引起特异和非特异的免疫抑制。

第二节 结核病

一、概述

结核病是由结核分枝杆菌引起的一种慢性肉芽肿病，以肺结核最常见。典型病变为结核结节形成伴有不同程度的干酪样坏死。

(一) 病因和发病机制

1. 结核病的病原菌是结核分枝杆菌。

2. 结核病主要经呼吸道传播（最常见、最重要）。肺结核患者（主要是空洞型肺结核）从呼吸道排出大量带菌微滴，吸入即可感染；也可经消化道感染，少数经皮肤伤口感染。

3. 结核病的免疫反应和变态反应（Ⅳ型）常同时发生及相伴出现；机体对结核分枝杆菌感染所呈现的临床表现取决于机体不同的反应。

（二）基本病理变化

渗出、增生、坏死三种变化往往同时存在，而以某一种改变为主，而且可以相互转化。

1. 以渗出为主的病变　出现于结核性炎症的早期或机体抵抗力低下、菌量多、毒力强或变态反应较强时，主要表现为浆液性或浆液纤维素性炎。渗出物可完全吸收不留痰迹，或转变为以增生为主或以坏死为主的病变。

2. 以增生为主的病变　发生于菌量少、毒力较低或人体免疫反应较强时，可形成具有诊断价值的结核结节。结核结节由上皮样细胞、朗汉斯巨细胞及外周聚集的淋巴细胞和少量反应性增生的成纤维细胞构成。典型者结节中央有干酪样坏死。

3. 以坏死为主的病变　在结核分枝杆菌数量多、毒力强，机体抵抗力低或变态反应强时，上述以渗出或增生为主的病变均可继发干酪样坏死。

（三）基本病理变化的转化规律

结核病的发展和结局取决于机体抵抗力和结核分枝杆菌致病力间的关系。

1. 转向愈合　吸收、消散（渗出性病变的主要愈合方式）；纤维化、钙化（增生性病变和干酪样坏死灶的愈合方式）。

2. 转向恶化　浸润进展、溶解播散。

二、肺结核病

（一）原发性肺结核病

1. 原发性肺结核病是指第一次感染结核分枝杆菌所引起

的肺结核病，多发于儿童，也可见于未感染过结核分枝杆菌的青少年或成人。

2. 病理特征　原发综合征形成，即肺的原发病灶、淋巴管炎和肺门淋巴结结核，X线呈哑铃状阴影。

(二) 继发性肺结核病

继发性肺结核病是指再次感染结核分枝杆菌所引起的肺结核病，多见于成人。

1. 局灶型肺结核

(1) 是继发性肺结核病的早期病变，属非活动性结核病。

(2) X线示病灶常位于肺尖部，境界清楚，有纤维包裹。

(3) 镜下病变以增生为主，中央为干酪样坏死。

(4) 患者常无自觉症状，多在体检时发现。

2. 浸润性肺结核

(1) 是临床上最常见的活动性、继发性肺结核，多由局灶型肺结核发展而来。

(2) X线示锁骨下可见边缘模糊的云絮状阴影。

(3) 病变以渗出为主，中央有干酪样坏死，周围有炎症包绕。

(4) 临床常有低热、疲乏、咳嗽、盗汗等症状。

3. 慢性纤维空洞型肺结核

(1) 肺内有一个或多个厚壁空洞，多位于肺上叶，大小不一，不规则。镜下，洞壁分三层：内层为干酪样坏死物，其中有大量结核分枝杆菌；中层为结核性肉芽组织；外层为纤维结缔组织。

(2) 同侧或对侧肺组织可见新旧不一、大小不等、病变类型不同的病灶。

(3) 后期肺组织广泛纤维化，严重影响肺功能。

4. 干酪性肺炎

(1) 可由浸润型肺结核恶化进展而来，也可由急、慢性空洞内的细菌经支气管播散所致。

(2) 镜下主要为<u>大片干酪样坏死灶</u>，肺泡腔内有大量浆液性纤维蛋白性渗出物。

(3) <u>此型结核病病情危重</u>。

5. 结核球（结核瘤）　是直径 2～5cm，有纤维包裹的、孤立的、境界分明的干酪样坏死灶，多为单个，也可多个，常位于肺上叶。

6. 结核性胸膜炎

(1) 湿性结核性胸膜炎（渗出性结核性胸膜炎）：多见于年轻人，病变主要为<u>浆液纤维素性炎</u>。

(2) 干性结核性胸膜炎（增殖性结核性胸膜炎）：由肺膜下结核病灶直接蔓延所致，常发生于肺尖；多为局限性，以增生性改变为主。

(三) 肺结核病血源播散所致病变

肺结核可通过血道播散引起粟粒性结核和肺外结核病。

1. 急性全身粟粒性结核病

(1) 结核分枝杆菌在短时间内大量侵入血循环，播散至全身各器官。

(2) 大体：各器官内均匀密布大小一致的小结节，灰白色，圆形，境界清楚；镜下：主要为增生性病变。

(3) 临床上病情凶险，若及时治疗，预后良好。

2. 慢性全身粟粒性结核病

(1) 急性期控制不及时而病程迁延 3 周以上，或结核分枝杆菌在较长时期内每次以少量反复多次不规则进入血液所致。

(2) 同时可见增生、坏死及渗出性病变，病程长，成人多见。

3. 急性肺粟粒性结核病　肉眼观肺表面和切面可见灰黄或灰白色粟粒结节。

4. 慢性肺粟粒性结核病　成人多见；病程较长，病变新旧、大小不一；以增生性改变为主。

5. 肺外结核病 大多由原发性肺结核病血源播散所形成的潜伏病灶进一步发展所致；另外，淋巴结结核由淋巴道播散，消化道结核可由咽下含菌的食物或痰液直接感染，皮肤结核可通过损伤的皮肤感染。

三、肺外结核病

1. 肠结核病 原发性很少见，常发生于小儿；绝大多数肠结核继发于活动性空洞型肺结核病，因反复咽下含结核分枝杆菌的痰液所致；多发生于回盲部。

（1）溃疡型：多见，典型肠结核溃疡多呈环形，其长轴与肠腔长轴垂直。

（2）增生型：较少见，肠壁大量结核性肉芽组织形成和纤维组织增生。

2. 结核性腹膜炎 青少年多见，多由腹腔内结核灶直接蔓延。溃疡型肠结核病是最常见的原发病灶。

3. 结核性脑膜炎 以儿童多见，主要由结核分枝杆菌经血道播散所致。

4. 泌尿生殖系统结核病

（1）肾结核病：20～40岁男性常见，多为单侧，由肺结核病血道播散所致。

（2）生殖系统结核病：男性生殖系统结核病与泌尿系统结核病有密切关系；女性生殖系统结核多由血道和或淋巴道播散而来。

5. 骨与关节结核病

（1）多见于儿童和青少年，多由血源播散所致。

（2）脊椎结核是最常见的骨结核；关节结核多继发于骨结核。

6. 淋巴结结核病 多见于儿童和青年，以颈部、支气管和肠系膜淋巴结多见，尤以颈部淋巴结结核最为常见。

第三节 伤寒

伤寒是由伤寒沙门菌引起的急性传染病,全身单核巨噬细胞系统细胞的增生为病变特征。以回肠末端淋巴组织的病变最为突出。

临床主要表现:持续高热、相对缓脉、脾大、皮肤玫瑰疹、中性粒细胞及嗜酸性粒细胞减少等。

(一)病因和发病机制

1. 伤寒患者或带菌者是本病的传染源。

2. 细菌经口入消化道而感染。

3. 是否发病主要取决于到达胃的细菌量。伤寒杆菌菌体裂解时所释放的内毒素是致病的主要因素。

(二)病理变化及临床病理联系

1. 伤寒杆菌引起的炎症是以巨噬细胞增生为特征的急性增生性炎。增生活跃的巨噬细胞吞噬伤寒杆菌、红细胞和细胞碎片,称伤寒细胞,常聚集成团形成伤寒肉芽肿或伤寒小结,是伤寒的特征性病变,具有病理诊断价值。

2. 肠道病变

(1)以回肠下段集合和孤立淋巴小结的病变最常见。

(2)病变过程分四期:髓样肿胀期、坏死期、溃疡期(集合淋巴小结溃疡长轴与肠的长轴平行)、愈合期。

3. 其他病变 肠系膜淋巴结、肝、脾及骨髓由于巨噬细胞的活跃增生而致相应组织器官肿大,镜下可见伤寒肉芽肿和灶性坏死。

第四节 细菌性痢疾

细菌性痢疾简称菌痢,是由痢疾志贺菌引起的一种假膜性肠炎。病变多局限于结肠，以大量纤维素渗出形成假膜为特征，假膜脱落伴有不规则浅表溃疡形成。

临床主要表现为腹痛、腹泻、里急后重、黏液脓血便。

（一）病因和发病机制

1. 患者或带菌者是本病的传染源，经口传染。

2. 痢疾志贺菌菌体内毒素使肠黏膜产生溃疡，吸收入血可引起全身毒血症；志贺菌外毒素可导致水样腹泻。

（二）病理变化与临床病理联系

1. 病变主要发生于大肠，尤以乙状结肠和直肠为重。

2. 菌痢分三种

（1）急性细菌性痢疾：典型病变过程为急性卡他性炎、特征性假膜性炎和"地图状"溃疡形成，最后愈合。

（2）慢性细菌性痢疾：病程超过2个月以上；多由急性菌痢转变而来，以福氏菌感染者居多；新旧病灶同时存在，可有肠壁不规则增厚、变硬。临床表现依肠道病变而定，可有腹痛、腹胀、腹泻等症状。

（3）中毒性细菌性痢疾：起病急骤，全身中毒症状严重，但肠道病变和症状轻微。

第五节　麻风

1. 麻风是由麻风杆菌引起的慢性传染病，主要侵犯皮肤和周围神经。临床表现为麻木性皮肤损害、神经粗大。

2. 麻风杆菌传播途径不清，感染后是否发病以及发展为何种病理类型取决于机体的免疫力。免疫反应以细胞免疫为主。

3. 麻风病变主要分结核样型和瘤型。

第六节　钩端螺旋体病

钩端螺旋体病是由钩端螺旋体所致的一组自然疫源性急性

传染病的总称。

1. 临床表现为高热、头痛、全身酸痛和显著的腓肠肌痛、表浅淋巴结肿大、眼结膜充血、皮疹等全身感染症状，死亡率相当高。

2. 由钩端螺旋体引起，猪和鼠为主要传染源，以人与污染水源接触为主要传播方式。

3. 感染后潜伏期1~2周，随后发病。病程分三期：败血症期（发病1~3天）、败血症伴器官损伤期（发病4~10天）、恢复期（发病2~3周）。

4. 钩端螺旋体病的病理变化属急性全身中毒性损害，主要器官改变有：肺出血；肝细胞浊肿和脂肪变、小灶性坏死，汇管区炎症细胞浸润和胆小管胆汁淤积；间质性肾炎和肾小管上皮细胞不同程度的变性坏死；心肌细胞变性、灶性坏死；腓肠肌病变；部分病例有脑膜及脑实质病变。

第七节　肾综合征出血热

1. 肾综合征出血热是汉坦病毒引起的一种由鼠类传播给人的自然疫源性急性传染病。

2. 临床以发热、休克、充血和急性肾衰竭为主要表现，可分发热期、低血压休克期、少尿期、多尿期和恢复期。

3. 基本病变为毛细血管内皮肿胀、脱落和纤维素样坏死。

第八节　狂犬病

1. 狂犬病是由狂犬病病毒侵犯中枢神经系统引起的一种人畜共患病，主要通过咬伤传播，病犬是主要传染源。

2. 临床表现为特有的狂躁、恐惧不安、怕风、流涎和咽肌痉挛，其特征性症状是恐水症。病死率极高，但被狂犬咬伤后若及时预防注射,则几乎均可避免发病。

3. 狂犬病临床表现分为:前驱期、兴奋期(出现恐水症)、麻痹期。

4. 病理学特征:在神经细胞胞质内见到嗜酸性病毒包涵体,即内基小体,对狂犬病诊断具有决定性意义。

第九节 性传播性疾病

性传播性疾病(STD)是指通过性接触而传播的一类疾病。

一、淋病

1. 淋病是由淋病奈瑟菌引起的急性化脓性炎,是最常见的STD;多发生于15~30岁;成人几乎全部通过性交传染。

2. 淋病奈瑟菌主要侵犯泌尿生殖系统。

二、尖锐湿疣

1. 尖锐湿疣是由HPV引起的STD;最常发生于20~40岁;好发于潮湿温暖的黏膜和皮肤交界的部位;主要通过性接触传播。

2. 潜伏期通常为3个月。初起为小而尖的突起,逐渐扩大,淡红或暗红,质软,表面凹凸不平,呈疣状颗粒。

3. 镜下:表皮角质层多为角化不全细胞,棘层肥厚,有乳头状瘤样增生,表皮浅层可见凹空细胞。

三、梅毒

梅毒是由梅毒螺旋体引起的传染病。

(一)概述

1. 病因及传播途径 主要通过性交传播,少数因直接接触传播,还可经胎盘感染胎儿;梅毒患者是唯一的传染源。

2. 基本病变 ①闭塞性动脉内膜炎和小血管周围炎(浆

细胞恒定出现是本病特点之一);② 树胶样肿(又称梅毒瘤)。

(二)后天性梅毒

分一、二、三期。一、二期为早期梅毒,有传染性;三期为晚期梅毒,常累及内脏。

1. 第一期梅毒 梅毒螺旋体侵入人体后3周左右,侵入部位发生炎症反应,形成硬性下疳;病变部位镜下见闭塞性小动脉内膜炎和动脉周围炎;下疳多自然消退,临床处于静止状态,但体内螺旋体继续繁殖。

2. 第二期梅毒 下疳发生后7~8周,全身皮肤、黏膜广泛的梅毒疹和全身非特异性淋巴结肿大;镜下呈典型的血管周围炎改变;此期梅毒传染性大;梅毒疹可自行消退。

3. 第三期梅毒:感染后4~5年,病变累及内脏,特征性的树胶样肿形成。

(三)先天性梅毒

梅毒螺旋体经胎盘感染胎儿。

第十节 深部真菌病

1. 真菌不产生毒素,其致病作用与真菌在体内繁殖引起的机械性损伤以及所产生的酶类、酸性代谢产物有关;真菌致病力弱,机体抵抗力降低时易致病。

2. 浅部真菌病主要侵犯含有角质的组织,引起各种癣病;深部真菌病侵犯皮肤深层和内脏,危害较大。

3. 真菌病常见病理变化:轻度非特异性炎、化脓性炎、坏死性炎、肉芽肿性炎。

4. 深部真菌病常见于免疫抑制的个体,常见的深部真菌病主要有念珠菌病、曲菌病和隐球菌病。

第十七章

寄生虫病

寄生虫病:是寄生虫作为病原引起的疾病。

1. 流行需要三个条件:传染源、传播途径及易感人群;流行特点:区域性、季节性、自然疫源性。

2. 寄生虫病可分为急性和慢性,但大多数呈慢性经过。人体感染寄生虫后,依寄生虫致病力和宿主抵抗力强弱不同,可有不同的表现。部分宿主感染后可以不表现症状,称为隐性感染或带虫者。

3. 寄生虫对宿主的影响和损害主要有:夺取营养、机械性损伤、毒性作用、免疫性损伤。

第一节 阿米巴病

病原体:阿米巴原虫。

寄生部位:结肠(主要);肝、肺、脑、皮肤等处(经血流运行或偶尔直接侵袭)。

所致病变:引起相应部位的阿米巴溃疡或阿米巴脓肿,也可同时累及多种组织和脏器而成为全身性疾病。

一、肠阿米巴病

定义:肠阿米巴病是由溶组织内阿米巴寄生于结肠而引起,因临床上常出现腹痛、腹泻和里急后重等痢疾症状,故常称阿米巴痢疾。

(一)病因和发病机制

1. 人类阿米巴病由致病型溶组织内阿米巴感染所致。

2. 溶组织内阿米巴生活史分包囊期和滋养体期;成熟的四核包囊是阿米巴的传染阶段,见于慢性阿米巴病患者或包囊携带者的粪便中,经粪-口途径传播;滋养体是致病阶段。

3. 溶组织内阿米巴的毒力和侵袭力主要表现在对宿主组织的溶解破坏作用,可能的作用机制有:① 机械性损伤和吞噬作用;② 接触溶解侵袭作用;③ 细胞毒素作用;④ 免疫抑制和逃避。

(二)病理变化及临床表现

病变部位主要在盲肠、升结肠,其次为乙状结肠和直肠。基本病变为组织溶解液化为主的变质性炎,以形成口小底大的烧瓶状溃疡为特点,可分为急性期和慢性期。

1. 急性期病变

(1) 肉眼观:早期在肠黏膜表面可见多数点状坏死或浅溃疡,周围有充血出血带包绕;病变进展时,坏死灶增大,形成口小底大的烧瓶状溃疡,边缘呈潜行性,对本病具有诊断意义;溃疡间黏膜正常或仅表现轻度卡他性炎症。

(2) 镜下:以组织的坏死溶解液化为主要特征,病灶周围炎症反应轻微;在溃疡边缘与正常组织交界处及肠壁的小静脉腔内可找到阿米巴滋养体,其周围常有一空隙。

(3) 临床表现:典型急性病例表现为腹痛、腹泻、大便量增多,大便呈暗红色果酱样,伴腥臭;粪检可找到溶组织内阿米巴滋养体;急性期大多可治愈,少数因治疗不及时、彻底而转入慢性期。

2. 慢性期病变

(1) 病变复杂,新旧病变共存,坏死、溃疡和肉芽组织增生及瘢痕形成反复交错发生,致黏膜增生形成息肉;纤维组织增生致肠壁增厚变硬;可因肉芽组织增生过多而形成局限性包块,称阿米巴肿,盲肠多见。

(2) 并发症:肠穿孔、肠出血(较常见,病变破坏肠壁小血管所致)、肠腔狭窄、阑尾炎及阿米巴肛瘘等,亦可引起肝、肺、脑等肠外器官的病变。

二、肠外阿米巴病

可见于许多器官,多发生于肝、肺及脑,以阿米巴肝脓肿最为常见。

(一) 阿米巴肝脓肿

阿米巴肝脓肿是肠阿米巴病最重要和最常见的并发症,大多发生于阿米巴痢疾发病后 1~3 个月内;可为单个或多个,以单个者多见,且多位于肝右叶。

1. 大体　脓肿大小不等,内容物呈棕褐色果酱样,由液化性坏死物质和陈旧性血液混合而成,炎症反应不明显;脓肿壁上附有尚未彻底液化坏死的组织,呈破絮状外观。

2. 镜下　脓腔内为液化坏死淡红色无结构物质,脓肿壁有不等量未彻底液化坏死组织,少许炎细胞浸润;坏死组织与正常组织交界处可见阿米巴滋养体;如伴细菌感染,可见中性粒细胞浸润;慢性脓肿周围可有肉芽组织及纤维组织包绕。

3. 临床表现　症状体征的轻重与脓肿位置、大小及是否伴有感染有关。常表现为长期不规则发热,伴右上腹痛及肝大和压痛,全身消耗等症状。

(二) 阿米巴肺脓肿

少见,大多数由阿米巴肝脓肿穿过横膈直接蔓延而来,少数由滋养体经血流到肺。多位于右肺下叶,常单发,常与肝脓肿互相连通。

脓肿腔内含咖啡色坏死液化物质,如破入支气管,坏死物质被排出后形成空洞。临床上患者咳褐色脓样痰,可检出阿米巴滋养体。

(三) 阿米巴脑脓肿

极少见,多为肝或肺脓肿内的阿米巴滋养体经血道进入脑所致。

第二节 血吸虫病

病原体：血吸虫。
感染途径：皮肤接触含尾蚴的疫水。
主要病变：由虫卵引起肝与肠的肉芽肿形成。

一、病因及感染途径

1. 日本血吸虫生活史 虫卵、毛蚴、胞蚴、尾蚴、童虫、成虫；成虫以人体或其他哺乳动物为终宿主，自毛蚴至尾蚴的发育繁殖阶段以钉螺为中间宿主。

2. 血吸虫造成传播必须具备3个条件：带虫卵的粪便入水、钉螺的滋生，以及人体接触疫水。

二、基本病理变化及发病机制

造成损害的主要原因和机制是不同虫期血吸虫诱发宿主的免疫反应。

1. 尾蚴引起的损害 侵入皮肤引起尾蚴性皮炎，主要与Ⅰ及Ⅳ型变态反应有关。

2. 童虫引起的损害 童虫在体内移行引起血管炎和血管周围炎，以肺组织受损最为明显。

3. 成虫引起的损害 成虫对机体损害作用较轻，其代谢产物可致贫血、嗜酸性粒细胞增多、脾大、静脉内膜炎及静脉周围炎等。死亡虫体周围可形成嗜酸性脓肿。

4. 虫卵引起的损害 虫卵沉着所致损害为最主要的病变。

(1) 急性虫卵结节：由成熟虫卵引起的一种急性坏死、渗出性病变。

(2) 慢性虫卵结节：急性虫卵结节经10余天后，病灶内坏死物质被巨噬细胞清除，随后淋巴细胞浸润，肉芽组织增生，形成慢性虫卵结节。

三、主要器官的病变及后果

成虫主要寄生于门脉系统,故虫卵多沉着于肝肠组织和器官内;也可异位寄生于其他组织和器官,如肺、脑等。

1. 结肠

(1) 病变常累及全部结肠,以直肠、乙状结肠、降结肠最为显著。

(2) 急性期:急性虫卵结节形成;肉眼可见肠黏膜充血水肿及细颗粒状扁平隆起病灶,继之形成浅表溃疡;粪便中可查见虫卵;临床可出现腹痛、腹泻等症状。

(3) 慢性期:虫卵反复沉着,肠黏膜反复发生溃疡和肠壁纤维化,最终导致肠壁增厚变硬,甚至肠腔狭窄和肠梗阻;晚期患者粪便中不易查见虫卵。

2. 肝

(1) 虫卵引起的病变主要在汇管区,以左叶更为明显。

(2) 急性期:肝轻度增大,表面及切面可见多个小结节;镜下汇管区附近见较多急性虫卵结节。

(3) 慢性期:感染较轻者临床一般不出现症状;长期重度感染者,可导致血吸虫性肝硬化。镜下汇管区可见大量慢性虫卵结节,伴多量的纤维组织增生,肝小叶破坏不严重,不形成明显假小叶;肝内门静脉分支阻塞和受压,可引起较为显著的门静脉高压,临床出现相关症状。

3. 脾

(1) 早期:成虫的代谢产物引起单核巨噬细胞增生,可致脾略大。

(2) 晚期:门静脉高压引起脾淤血,脾进行性增大,可形成巨脾。

4. 异位寄生

(1) 肺:肺血吸虫病是最常见的异位血吸虫病。通常肺的变化甚轻微,一般不导致严重后果。

（2）脑：较常见，主要见于大脑顶叶，也可累及额叶及枕叶，表现为不同时期的虫卵结节形成和胶质细胞增生。临床可出现脑炎、癫痫等症状。

（3）其他器官：如血吸虫病肾小球肾炎。

第三节　华支睾吸虫病

华支睾吸虫病是由华支睾吸虫成虫寄生在肝内胆管引起的寄生虫病，俗称肝吸虫病。

一、病因及感染途径

1. 病因　华支睾吸虫的成虫寄生于人、犬、猫、猪等的肝内胆管，尤多见于二级胆管。

2. 感染途径　人或动物食入未经煮熟的含活囊蚴的鱼或虾。

二、病理变化及并发症

1. 病变程度因感染轻重和病程长短而异。病变的发生与虫体的阻塞、机械性损伤、代谢崩解产物的化学刺激及虫体产生的抗原性物质所引起的免疫反应等有关。

2. 肝　肝内胆管扩张为最突出的病变。

（1）大体：肝轻度肿大，肝内大、中胆管呈不同程度扩张和管壁增厚，管腔内充满胆汁和数目不等的成虫。

（2）镜下：肝内胆管扩张，上皮细胞和黏膜下腺体呈不同程度增生；管壁有不等量淋巴细胞、浆细胞和嗜酸性粒细胞浸润；慢性病例可伴有明显的纤维结缔组织增生；成虫阻塞肝内胆管，胆汁淤积，易发生继发感染。

3. 胆囊　成虫随胆汁进入胆囊。镜下可见胆囊黏膜上皮有不同程度的增生，囊壁充血水肿，有胆囊炎改变。

4. 胰腺

（1）大体：成虫寄生于胰腺导管，胰管扩张、壁增厚。

(2) 镜下：胰管上皮增生，伴不同程度的鳞化，管壁有纤维组织增生和淋巴细胞浸润；胰实质一般无明显改变。

第四节 肺型并殖吸虫病

并殖吸虫病是并殖吸虫童虫在组织内穿行和成虫寄居引起的疾病。该虫主要寄生于肺，引起肺型并殖吸虫病，简称肺吸虫病。

一、病因及感染途径

1. 病因

(1) 在我国致病的主要有卫氏并殖吸虫和斯氏并殖吸虫，前者更常见。

(2) 卫氏并殖吸虫引起以肺部病变为主的肺吸虫病，主要表现为咳嗽、咳铁锈色痰、咯血等。

(3) 斯氏并殖吸虫在人体主要引起游走性皮下包块和渗出性胸膜炎。

2. 感染途径 人进食含有囊蚴的石蟹或蝲蛄。

二、发病机制及基本病变

1. 发病机制 主要是童虫在组织内穿行和成虫寄居，对局部组织造成机械性损伤；虫体代谢产物等抗原物质可导致免疫病理反应。

2. 基本病变

(1) 浆膜炎：虫体在体腔内移行和寄生可致纤维素性或浆液纤维素性腹膜炎或胸膜炎。

(2) 组织破坏及窦道形成：虫体在组织中穿行时引起坏死及出血，形成窦道。

(3) 脓肿、囊肿及纤维瘢痕形成：童虫或成虫在器官内定居，可引起组织坏死、出血及炎性反应，嗜酸性粒细胞及中性粒细胞浸润形成脓肿；坏死组织液化，周围纤维肉芽组织增生形成囊肿；囊内容物被吸收，肉芽组织增生，最后形成纤维瘢痕。

三、主要脏器病变及临床表现

1. 肺

(1) 胸膜增厚并可广泛粘连，以膈面为重；肺内有虫囊肿，囊内可找到虫体和虫卵；虫囊肿侵犯支气管管壁，使之与囊肿相通，形成肺空洞。

(2) 临床表现：胸痛、咳嗽、痰中带血或烂桃样血痰，痰中可找到虫卵。

2. 脑　儿童及青年多见。病变多见于大脑颞叶及枕叶。虫囊肿周围组织可有出血、软化及胶质细胞增生。

第五节　丝虫病

丝虫病是由丝虫寄生于人体淋巴系统所引起的疾病，由蚊虫传播，可引起发热、淋巴管炎、淋巴结炎及淋巴回流障碍。

一、病因和发病机制

1. 病因　我国流行的有班氏丝虫（由库蚊传播）和马来丝虫（由中华按蚊传播），经历两个发育阶段，即在蚊体（中间宿主）的幼虫和人体（终宿主）的成虫。人由带有感染性幼虫的蚊子叮咬而感染。

2. 发病机制

(1) 丝虫具有抗原性，刺激机体产生变态反应，导致淋巴管炎和淋巴结炎。

(2) 晚期患者淋巴液回流受阻，引起不同部位的淋巴水肿。

二、病理变化和临床表现

1. 淋巴管炎　多发生在较大淋巴管。

(1) 大体：急性期淋巴管炎呈一条红线，即离心性淋巴管炎；皮肤表浅微细淋巴管被波及时，皮肤呈弥漫性红肿，即丹毒性皮炎。

(2) 镜下：淋巴管扩张，内皮细胞增生，嗜酸性粒细胞及单核细胞浸润，虫体死亡后可形成嗜酸性脓肿。

2. 淋巴结炎　一般与淋巴管炎同时发生。急性期淋巴结充血，嗜酸性粒细胞浸润；进一步发展逐渐纤维化为瘢痕。

3. 淋巴系统阻塞引起的病变

(1) 象皮肿：晚期丝虫病最突出的病变，多见于下肢、阴囊、女阴等处，其他为手臂及乳房。

(2) 睾丸鞘膜积液和阴囊淋巴肿。

4. 乳糜尿　班氏丝虫病最常见的症状。

第六节　棘球蚴病

棘球蚴病也称包虫病，是人类感染棘球绦虫的幼虫所致的疾病。人因摄入棘球绦虫卵而感染。棘球蚴主要侵犯肝，肺部次之。

一、细粒棘球蚴病

1. 病因及感染途径　家畜及人（中间宿主）食入细粒棘球绦虫的虫卵或孕节而感染，以肝包虫病最多见。

2. 发病机制及基本病变

(1) 包虫囊的占位性生长压迫和破坏邻近组织。

(2) 囊肿破裂后，囊液内抗原成分使机体发生过敏反应。

(3) 包虫囊生长发育摄取宿主营养，影响机体健康。

3. 主要器官病变及其后果

(1) 肝棘球蚴囊肿：最常见，多见于右叶，多为单发。临床可见无痛性囊性肿块，生长缓慢，主要并发症为继发感染和囊肿破裂。

(2) 肺棘球蚴囊肿：多见于右肺，下中肺叶好发，通常为单个，生长较快。临床可出现胸部隐痛，刺激性咳嗽。囊肿易破裂，可致支气管肺炎、包虫性胸膜炎等。

二、泡状棘球蚴病

1. 病因及感染途径　泡状棘球蚴寄生人体（中间宿主）。
2. 病理变化　主要寄生于肝。

(1) 大体：病灶一般呈单个巨块型，囊泡与周围分界不清，外周无完整纤维包膜，内容物为豆腐渣样蚴体碎屑或不透明的稀薄液。

(2) 镜下：肝组织中散在泡状蚴小囊泡，一般仅见角皮层，囊泡周围有嗜酸性粒细胞浸润；囊泡长大可压迫邻近肝组织。

第十八章

病理学常用技术的原理及应用

第一节 大体与组织和细胞病理学技术

一、大体观察

运用肉眼、量尺和磅秤、相机等工具,对大体标本的病变性状进行观察、测量、取材和记录。

二、组织病理学观察

将病变组织取材后,以甲醛固定和石蜡包埋制成切片,经不同的方法染色后用光学显微镜观察,通过分析、综合病变特点,做出病理诊断。切片最常用的染色方法是苏木素-伊红(HE)染色。

三、细胞病理学观察

采集病变处的细胞,涂片染色后进行观察、诊断。细胞来源可以是直接采集的脱落细胞,也可以是自然分泌物、体液、排泄物中的细胞,或细针穿刺所吸取的细胞。该检查常用于患者的检测及肿瘤的普查。

第二节 组织化学与免疫组织化学技术

一、组织化学(特殊染色)

通过应用某些能与组织或细胞的化学成分进行特异性结合

的显色试剂，定位地显示病变组织、细胞的特殊化学成分，同时又能保存组织原有的形态改变，达到形态与代谢的结合。

二、免疫组织化学与免疫细胞化学

1. 定义　免疫组织化学和免疫细胞化学是利用抗原-抗体的特异性结合反应来检测和定位组织或细胞中的某种化学物质的一种技术，由免疫学和组织化学相结合而形成。

2. 免疫组化染色技术的应用　可用于各种蛋白质或肽类物质表达水平的检测、细胞属性的判定、淋巴细胞的免疫表型分析、细胞增殖和凋亡的研究、激素受体和耐药基因蛋白表达的检测，以及细胞周期和信号转导的研究等。

第三节　电子显微镜技术

1. 运用电镜可观察到细胞膜、细胞器和细胞核的细微结构及其病理变化，使病理学对疾病的认识从组织、细胞水平深入到细胞内超微结构水平。

2. 电镜样本的处理和超薄切片的制作技术比光镜制片更为精细和复杂，但基本过程相似。

3. 生命科学领域可用于胚胎及组织发生学方面的观察和研究；临床上可用于多种疾病亚细胞结构病变的观察和诊断，尤其是肾小球疾病及肌病的诊断。

第四节　显微切割技术

显微切割术的特点是可从构成复杂的组织中获得某一特定的同类细胞群或单个细胞，尤其适用于肿瘤的分子生物学研究。不足之处是手工操作法的技术难度大。

第五节　激光扫描共聚焦显微技术

激光扫描共聚焦显微镜（LSCM）是将光学显微镜、激光扫描技术和计算机图像处理技术相结合而形成的高技术设备。

一、LSCM 的主要功能

1. 利用计算机及图像处理系统对组织、细胞及亚细胞结构进行断层扫描。
2. 三维立体空间结构重建。
3. 对活细胞的长时间观察。
4. 细胞内酸碱度及细胞离子的定量测定。
5. 荧光漂白恢复技术，用于细胞间通讯、细胞骨架的构成、生物膜结构和大分子组装等的研究。
6. 细胞间通讯的研究。
7. 细胞膜流动性测定和光活化技术。

二、LSCM 对样本的要求及其局限性

用于 LSCM 的样本最好是培养细胞样本，也可以是冷冻组织切片，石蜡包埋组织切片不适用。

第六节　核酸原位杂交技术

原位杂交（ISH）是用标记了的已知序列的核苷酸片段作为探针，通过杂交直接在组织切片、细胞涂片或培养细胞爬片上检测和定位某一特定靶 DNA 或 RNA 的存在。

1. 探针的选择和标记　用于原位杂交的探针有双链 cDNA 探针、单链 cDNA 探针、单链 cRNA 探针及合成的寡核苷酸探针等。探针长度以 50～300bp 为宜，标记物有放射性与非放射性之分。

2. 主要程序　杂交前准备、预处理、杂交、杂交后处理、

清洗和杂交体的检测。

3. 荧光原位杂交（FISH）

（1）直接法 FISH：以荧光素直接标记已知 DNA 探针，所检测的靶序列为 DNA。

（2）间接法 FISH：以非荧光标记物标记已知 DNA 探针，再桥连一个荧光标记的抗体。

4. 原位杂交技术的应用

（1）细胞特异性 mRNA 转录的定位。

（2）受感染组织中病毒 DNA/RNA 的检测和定位。

（3）癌基因、抑癌基因及各种功能基因在转录水平的表达及其变化的检测。

（4）基因在染色体上的定位。

（5）染色体变化的检测。

（6）分裂间期细胞遗传学的研究。

第七节 原位多聚酶链式反应技术

聚合酶链式反应（PCR）是在体外经酶促反应将某一特定 DNA 序列进行高效、快速扩增。原位 PCR 是将 PCR 的高效扩增与原位杂交的细胞及组织学定位相结合，检测和定位核酸的技术。

一、原位 PCR 技术方法

主要程序：组织固定、预处理、原位扩增及扩增产物的原位杂交和检测。

二、原位 PCR 技术的应用

可用于基因突变、基因重排等的研究和观察，还可用于外源性基因的检测和定位，临床还可用于对接受了基因治疗的患者体内导入基因的检测等。

第八节 流式细胞技术

流式细胞技术(FCM)是利用流式细胞仪进行的一种单细胞定量分析和分选的技术,将免疫细胞化学技术、激光和电子计算机科学等相结合。

在医学领域应用广泛,如外周血细胞的免疫表型测定和定量分析;某一特定细胞群的筛选和细胞收集;细胞凋亡的定量研究等。

第九节 图像分析技术

实现了形态观察的定性和定量相结合,主要用于核形态参数的测定、肿瘤组织病理学分级和预后判断。

第十节 比较基因组杂交技术

通过单一的一次杂交可对某一肿瘤全基因组的染色体拷贝数量的变化进行检查。

第十一节 生物芯片技术

一、基因芯片

1. 又称 DNA 芯片,是指固着在固相载体上的高密度的 DNA 微点阵。

2. 据功能用途分为:表达谱基因芯片、诊断芯片、检测芯片。

3. 应用:基础研究方面可用于基因表达谱分析、肿瘤基因分型、基因突变检测等;临床可用于抗生素和抗肿瘤药物的筛选和疾病的诊断等。

二、蛋白质芯片

又称蛋白质微阵列，尤其适合于蛋白质表达的大规模、多种类筛查。

三、组织芯片

又称组织微阵列，可用于基因及其蛋白质表达产物的分析和基因功能的研究等。

第十二节　生物信息学技术

以计算机、网络为工具，运用各种方法、技术，对实验生物学中产生的大量生物学数据进行处理、分析，揭示生物分子信息的规律。